Abdirahman Moalim Hassan Ibrahim

Procedimentos e protocolos avançados de enfermagem

Abdirahman Moalim Hassan Ibrahim

Procedimentos e protocolos avançados de enfermagem

ScienciaScripts

Imprint

Cover image: www.ingimage.com

This book is a translation from the original published under ISBN 978-620-8-17129-2.

Publisher:
Sciencia Scripts
is a trademark of
Dodo Books Indian Ocean Ltd. and OmniScriptum S.R.L publishing group

120 High Road, East Finchley, London, N2 9ED, United Kingdom
Str. Armeneasca 28/1, office 1, Chisinau MD-2012, Republic of Moldova, Europe
Printed at: see last page
ISBN: 978-620-8-26928-9

DEDICAÇÃO

Gostaria de expressar a minha sincera dedicação aos meus estimados pais, irmãos queridos, amigos que me apoiam, alunos dedicados e a todos aqueles que prestaram uma assistência inestimável ao longo do processo de criação deste trabalho. À minha amada esposa e aos meus queridos filhos, Mohamed, Maria e Manal, o vosso amor inspira-me todos os dias. E a ti, meu caro leitor, estendo a minha gratidão e dedico-te também este trabalho.

RECONHECIMENTO

Gostaria de expressar a minha mais sincera gratidão a Alá por me ter abençoado com força e boa saúde ao longo desta jornada, bem como por me ter rodeado de pessoas fantásticas que enriqueceram a minha vida. Estou profundamente grato a todos os que fizeram parte do meu percurso. Este livro é uma prenda sincera dedicada a todos e a cada um de vós. Também quero reconhecer e apreciar as contribuições dos membros do grupo de trabalho, cujo tempo e experiência foram inestimáveis na criação deste documento de orientação significativo.

Prefácio

No domínio dos cuidados de saúde, em constante evolução, o papel do enfermeiro tornou-se cada vez mais essencial para os cuidados aos doentes e para os resultados clínicos. **"Procedimentos Avançados de Enfermagem"** serve como um recurso vital para os enfermeiros que procuram melhorar a sua prática através de procedimentos baseados em evidências e técnicas inovadoras.

À medida que a procura de cuidados de saúde continua a crescer, também aumenta a necessidade de os enfermeiros estarem equipados com competências avançadas que garantam cuidados seguros, eficazes e compassivos. Este livro não só fornece orientações abrangentes sobre vários procedimentos, mas também enfatiza a importância do pensamento crítico e do julgamento clínico no processo de enfermagem. Os autores compilaram meticulosamente um manancial de conhecimentos retirados da sua vasta experiência e especialização. Cada capítulo oferece instruções passo-a-passo, dicas práticas e percepções que são essenciais para enfermeiros novatos e experientes. Além disso, a ênfase nas considerações éticas e nos cuidados centrados no doente reflecte os valores fundamentais da nossa profissão.

Encorajo todos os profissionais de enfermagem - seja na prática clínica, na educação ou na liderança - a mergulharem neste recurso inestimável. As competências e os conhecimentos apresentados nestas páginas irão, sem dúvida, capacitá-lo para melhorar a sua prática e melhorar os resultados dos doentes.

Prefácio

No mundo dinâmico e complexo dos cuidados de saúde, a enfermagem está na vanguarda dos cuidados aos doentes e da excelência clínica. À medida que a profissão evolui, também evolui a necessidade de os enfermeiros possuírem competências e conhecimentos avançados que lhes permitam prestar cuidados de elevada qualidade e baseados em evidências. Este livro, **"Procedimentos Avançados de Enfermagem"**, foi concebido para servir como um guia abrangente para os enfermeiros que procuram melhorar a sua prática e melhorar os resultados dos doentes.

A motivação subjacente a este livro resulta das nossas experiências colectivas como educadores e profissionais de enfermagem. Testemunhámos em primeira mão os desafios que os enfermeiros enfrentam para dominar os procedimentos avançados enquanto navegam pelas complexidades dos cuidados aos doentes. O nosso objetivo é colmatar esta lacuna, fornecendo orientações claras, práticas e acessíveis sobre uma vasta gama de procedimentos avançados de enfermagem.

Cada capítulo está cuidadosamente organizado para fornecer instruções passo a passo, acompanhadas de ilustrações e dicas clínicas que esclarecem conceitos complexos. Incorporámos práticas baseadas em evidências que reflectem as últimas investigações e diretrizes, assegurando que os leitores estão bem equipados para implementar estes procedimentos nos seus próprios contextos de prática.

Além disso, este livro enfatiza a importância das considerações éticas, do pensamento crítico e dos cuidados centrados no paciente. Acreditamos que os enfermeiros não só realizam procedimentos, mas também defendem os seus doentes, tomando decisões informadas que dão prioridade à segurança e ao bem-estar.

Estamos gratos aos muitos colaboradores, colegas e mentores que nos inspiraram e apoiaram ao longo desta jornada. As suas ideias enriqueceram o conteúdo e garantiram a sua relevância para a prática atual de enfermagem.

Ao embarcar nesta exploração de procedimentos avançados de enfermagem, encorajamo-lo a abordar o material com curiosidade e um compromisso com a aprendizagem ao longo da vida. Que este livro o capacite para expandir as suas competências, aumentar a sua confiança e, em última análise, ter um impacto significativo na vida dos seus doentes.

Obrigado por escolher **"Procedimentos Avançados de Enfermagem".** Esperamos que seja um recurso valioso no seu percurso de enfermagem.

Índice

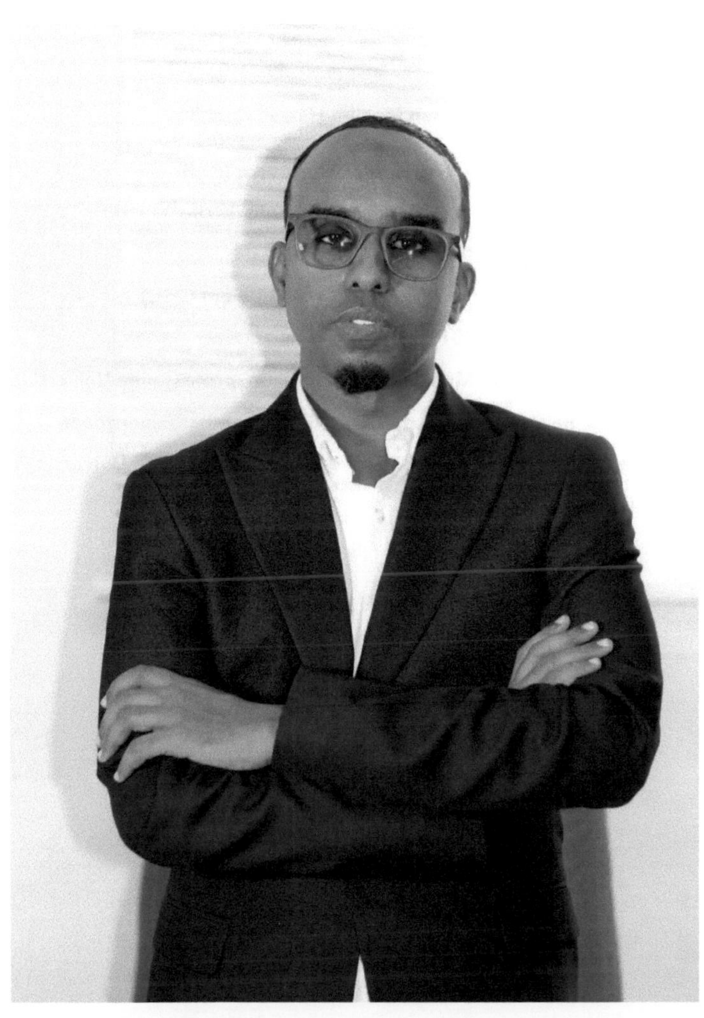

PERFIL DO AUTOR

Nome do autor: **Dr. Abdirahman Moalim Hassan Ibrahim**

- ✓ **Doutoramento em Ciências de Enfermagem (KIU)**
- ✓ **Mestrado em Gestão de Serviços de Saúde (KU)**
- ✓ **Licenciatura em Enfermagem Geral (MU)**
- ✓ **Licenciatura em medicina e cirurgia (MBBS) em (DSU)**
- ✓ **Docente sénior de 2012 até à data**
- ✓ **O Dr. Abdirahman Moalim Hassan Ibrahim, professor na Universidade Plasma, na Universidade do Corno de África e na Universidade Internacional de Daha (DIU), é o Diretor Académico da Universidade Internacional Aden Adde.**
- ✓ drabdirahmanmoalim@gmail.com

Quadro 1: Abreviaturas

Abbreviation	Meaning
APN	Advanced Practice Nurse
CPR	Cardiopulmonary Resuscitation
IV	Intravenous
IM	Intramuscular
SQ	Subcutaneous
EBP	Evidence-Based Practice
PPE	Personal Protective Equipment
ANA	American Nurses Association
HIPAA	Health Insurance Portability and Accountability Act
SOAP	Subjective, Objective, Assessment, Plan
TPN	Total Parenteral Nutrition
ECG/EKG	Electrocardiogram
BLS	Basic Life Support

Quadro 2: Terminologia comum

Term	Definition
Assessment	The systematic evaluation of a patient's condition through observation, examination, and testing.
Diagnosis	The identification of a disease or condition based on clinical findings.
Intervention	A specific nursing action taken to improve a patient's condition or prevent complications.
Care Plan	A detailed approach outlining the nursing interventions and goals for patient care.
Patient-Centered Care	An approach that respects and responds to individual patient preferences, needs, and values.
Evidence-Based Practice	Nursing care based on the best available research evidence, clinical expertise, and patient preferences.
Informed Consent	The process of obtaining permission from a patient before conducting a healthcare intervention.
Clinical Skills	Specific competencies required to provide patient care effectively and safely.
Vital Signs	Measurements of essential body functions, including temperature, pulse, respirations, and blood pressure.

Term	Definition
Documentation	The process of recording patient information, care provided, and clinical outcomes.
Scope of Practice	The procedures, actions, and processes that a nurse is permitted to undertake in keeping with their professional license.
Multidisciplinary Team	A group of healthcare professionals from various fields working collaboratively to provide patient care.

1.0 CAPÍTULO 1: INTRODUÇÃO AOS PROCEDIMENTOS AVANÇADOS DE ENFERMAGEM

Objectivos de aprendizagem

No final deste capítulo, deverá ser capaz de:

1. Definir procedimentos avançados de enfermagem e identificar o seu âmbito e objetivo.
2. Reconhecer as considerações éticas e legais envolvidas na realização de procedimentos avançados de enfermagem.
3. Explicar a importância da colaboração interprofissional e da delegação na prática de enfermagem avançada.
4. Avaliar cenários para aplicar princípios éticos e legais em contextos de enfermagem avançada.

Introdução

Os procedimentos avançados de enfermagem representam uma componente crítica dos cuidados de saúde modernos, permitindo aos enfermeiros prestar cuidados especializados que satisfazem as necessidades complexas dos doentes. À medida que os cuidados de saúde continuam a evoluir, o papel dos enfermeiros tem-se expandido significativamente, exigindo que adquiram competências e conhecimentos avançados. Este capítulo irá explorar as definições, objectivos e considerações éticas que envolvem os procedimentos avançados de enfermagem, salientando simultaneamente a importância da colaboração e delegação entre profissionais de saúde.

Conceito geral do capítulo

Os procedimentos avançados de enfermagem referem-se a técnicas e intervenções especializadas que vão para além das práticas básicas de enfermagem. Estes procedimentos são normalmente realizados por enfermeiros registados (RNs) que receberam educação e formação adicionais em áreas específicas, o que lhes permite prestar níveis mais elevados de cuidados.

Definição, âmbito e objetivo dos procedimentos avançados de enfermagem

Definição

Os procedimentos avançados de enfermagem englobam técnicas especializadas que melhoram os cuidados prestados aos doentes e envolvem avaliações, intervenções e análises complexas.

Âmbito de aplicação

O âmbito dos procedimentos avançados de enfermagem inclui:

- **Avaliação e diagnóstico**: Realização de avaliações exaustivas para identificar as necessidades dos pacientes.
- **Intervenção**: Implementação de intervenções complexas, tais como cuidados avançados com feridas, administração de medicamentos e procedimentos invasivos.
- **Monitorização e avaliação**: Avaliar continuamente as reacções dos doentes e os resultados das intervenções.

Objetivo

Os principais objectivos dos procedimentos avançados de enfermagem incluem:

- **Melhorar os resultados dos doentes**: Melhorar a qualidade dos cuidados de saúde através de intervenções qualificadas.
- **Alargamento do acesso aos cuidados**: Prestação de serviços em áreas com recursos de saúde limitados.
- **Promover a segurança dos doentes**: Utilização de práticas baseadas em evidências para minimizar os riscos associados aos procedimentos.

Considerações éticas e legais na realização de procedimentos avançados

Considerações éticas

A ética na prática de enfermagem avançada envolve:

- **Autonomia**: Respeitar o direito do doente a tomar decisões informadas sobre os seus cuidados.
- **Beneficência**: Atuar no melhor interesse do doente para promover o seu bem-estar.
- **Não maleficência**: Evitar danos aos pacientes durante os procedimentos.

Considerações jurídicas

Os aspectos jurídicos incluem:

- **Escopo da prática**: Compreender e aderir aos regulamentos estatais que definem o que os RNs podem e não podem fazer.

- **Consentimento informado**: Assegurar que os doentes são plenamente informados sobre o procedimento, os seus riscos e benefícios antes de o efectuarem.
- **Documentação**: Registar com exatidão todos os procedimentos realizados e as respostas dos doentes para garantir a responsabilidade e a continuidade dos cuidados.

Colaboração Interprofissional e Delegação na Prática Avançada de Enfermagem

Colaboração interprofissional

A colaboração entre os profissionais de saúde é crucial para o sucesso dos procedimentos avançados de enfermagem. Isto envolve:

- **Trabalho em equipa**: Trabalhar em estreita colaboração com médicos, farmacêuticos e outros prestadores de cuidados de saúde para desenvolver e implementar planos de cuidados.
- **Comunicação**: Manter linhas de comunicação claras e abertas para partilhar informações e coordenar os cuidados.

Delegação

A delegação efectiva é essencial na prática de enfermagem avançada. Os pontos-chave incluem:

- **Reconhecimento de competências**: Compreender as aptidões e competências dos membros da equipa para atribuir as tarefas adequadas.
- **Supervisão**: Fornecer supervisão e apoio para garantir que as tarefas delegadas são executadas de forma segura e eficaz.

- **Responsabilidade**: Manter a responsabilidade pelos resultados obtidos pelos doentes, mesmo quando as tarefas são delegadas a outros.

Perguntas de revisão

Perguntas de escolha múltipla

1. **Qual é o principal objetivo dos procedimentos avançados de enfermagem?**
   - A) Para efetuar tarefas administrativas
   - B) Melhorar os resultados para os doentes
   - C) Reduzir a carga de trabalho dos enfermeiros
   - D) Para limitar o contacto com o doente
   - **Responder**: B) Melhorar os resultados para os doentes
2. **Qual é o princípio ético que implica respeitar o direito do doente a tomar decisões informadas?**
   - A) Beneficência
   - B) Não maleficência
   - C) Autonomia
   - D) Justiça
   - **Responda**: C) Autonomia

Perguntas de Verdadeiro ou Falso

3. **Verdadeiro ou Falso**: Os procedimentos avançados de enfermagem são efectuados exclusivamente por médicos.
   - **Resposta**: Falso
4. **Verdadeiro ou Falso**: O consentimento informado é uma consideração legal crucial nos procedimentos avançados de enfermagem.
   - **Resposta**: Verdadeiro

Perguntas diretas

5. **Quais são as três considerações éticas que os enfermeiros devem ter em mente quando efectuam procedimentos avançados?**
   - **Resposta**:
     1. Autonomia: Respeitar o direito do doente a tomar decisões informadas.
     2. Beneficência: Atuar no melhor interesse do doente.
     3. Não maleficência: Evitar danos aos pacientes durante os procedimentos.
6. **Descrever o papel da colaboração interprofissional na prática de enfermagem avançada.**
   - **Resposta**: A colaboração interprofissional envolve o trabalho de equipa entre profissionais de saúde, facilitando a comunicação e a cooperação para desenvolver e implementar planos de cuidados abrangentes que respondam eficazmente às necessidades dos doentes.

Estudo de caso

Cenário de Estudo de Caso:

Um enfermeiro está a preparar-se para efetuar uma punção lombar num doente com suspeita de meningite. O doente manifesta-se ansioso e pergunta sobre os riscos envolvidos.

Perguntas:

1. Qual o princípio ético a que o enfermeiro deve dar prioridade nesta situação?
   - **Resposta**: O enfermeiro deve dar prioridade à **autonomia**, fornecendo ao paciente informações claras e completas sobre o procedimento, riscos e benefícios, permitindo que o paciente tome uma decisão informada.
2. Que considerações legais deve o enfermeiro assegurar que são tidas em conta antes de proceder à punção lombar?
   - **Resposta**: O enfermeiro deve assegurar que **o consentimento informado** é obtido do paciente, confirmando que este compreende o procedimento e os riscos associados.

2.0 CAPÍTULO DOIS: AVALIAÇÃO E PREPARAÇÃO DO DOENTE

Objectivos de aprendizagem

No final desta secção, deverá ser capaz de

1. Descrever técnicas avançadas de avaliação física para uma avaliação global do doente.
2. Explicar a importância da educação do doente antes do procedimento.
3. Compreender os componentes do consentimento informado e da documentação.

Introdução

A avaliação e a preparação eficazes do doente são componentes essenciais da prestação de cuidados de saúde de qualidade. Este capítulo centra-se em técnicas avançadas de avaliação física, na necessidade de educação pré-procedimento e nos aspectos legais e éticos do consentimento informado e da documentação. Ao dominar estas áreas, os profissionais de saúde podem aumentar a segurança dos doentes e melhorar os resultados globais dos cuidados de saúde.

Conceito geral do capítulo

A avaliação avançada do doente engloba uma série de técnicas que permitem aos prestadores de cuidados de saúde avaliar os doentes de forma abrangente. Este capítulo destaca as abordagens sistemáticas da avaliação, a importância de educar os pacientes antes dos procedimentos e a necessidade de consentimento informado e documentação completa.t

Técnicas avançadas de avaliação física

Avaliação exaustiva

- **Avaliação da cabeça aos pés**: Uma abordagem sistemática para avaliar cada sistema do corpo para identificar quaisquer anomalias.
- **Avaliação focalizada**: Concentrar-se em sistemas corporais específicos ou áreas relevantes para a condição do paciente ou para a queixa apresentada.

Técnicas de avaliação

1. **Inspeção**: Exame visual do doente para detetar quaisquer sinais de doença ou anomalias.
2. **Palpação**: Utilização do tato para avaliar a textura, a temperatura e a consistência dos tecidos e órgãos.
3. **Percussão**: Tocar na superfície do corpo para avaliar as estruturas subjacentes com base nos sons produzidos.
4. **Auscultação**: Ouvir os sons internos, como os batimentos cardíacos e os sons respiratórios, utilizando um estetoscópio.

Técnicas avançadas

- **Avaliação funcional**: Avaliar a capacidade do doente para realizar actividades da vida diária (ADL) e avaliar a mobilidade.

- **Testes especializados**: Realização de testes como o teste de Romberg para o equilíbrio ou o sinal de Brudzinski para a meningite.
- **Ferramentas de diagnóstico**: Utilização de ferramentas avançadas, tais como ultra-sons ou imagens portáteis para avaliação imediata.

Educação do paciente antes do procedimento

Importância da educação

- **Compreensão do doente**: Assegura que os doentes estão cientes do que esperar durante o procedimento, o que pode reduzir a ansiedade e melhorar a cooperação.
- **Tomada de decisões informada**: Ajuda os doentes a fazer escolhas informadas relativamente aos seus cuidados e a compreender os riscos e benefícios envolvidos.

Componentes-chave da educação

- **Explicação do procedimento**: Descrever o procedimento passo a passo, incluindo a duração, o que vai acontecer e quem vai estar envolvido.
- **Instruções de preparação**: Indicar os preparativos necessários, tais como jejum, ajustamento da medicação ou medidas especiais de higiene.
- **Cuidados pós-procedimento**: Discutir as expectativas de recuperação, potenciais efeitos secundários e quaisquer cuidados de acompanhamento necessários.

Métodos de ensino

- **Comunicação verbal**: Fornecer informações claras e concisas e incentivar as perguntas.
- **Materiais escritos**: Fornecer brochuras ou folhetos que resumam os pontos-chave e as instruções.
- **Demonstrações**: Utilizar modelos ou ilustrações para explicar visualmente aspectos do procedimento.

Consentimento informado e documentação

Consentimento informado

- **Definição**: Um processo legal através do qual um doente confirma voluntariamente a sua vontade de se submeter a um procedimento após ter sido informado dos riscos, benefícios e alternativas.
- **Componentes**:
  - **Divulgação**: Fornecer informações completas sobre o procedimento, incluindo riscos e benefícios.
  - **Compreensão**: Assegurar que o doente compreende a informação fornecida.
  - **Voluntariedade**: Confirmar que o consentimento é dado livremente, sem coação.
  - **Capacidade**: Avaliar a capacidade do doente para tomar decisões informadas relativamente aos seus cuidados.

Documentação

- **Importância**: A documentação adequada assegura a proteção jurídica, a continuidade dos cuidados e o cumprimento das normas regulamentares.
- **Conteúdo da documentação**:
  - **Informações sobre o doente**: Incluir dados demográficos e historial médico do doente.
  - **Formulário de consentimento**: Documentar o consentimento assinado pelo doente, incluindo a data e a hora.
  - **Resultados da avaliação**: Registar os resultados das avaliações físicas e de quaisquer testes de diagnóstico relevantes.
  - **Educação fornecida**: Registar a informação dada ao doente, incluindo quaisquer perguntas que tenha feito e a sua compreensão.

Melhores práticas

- **Atualidade**: Documentar as informações o mais rapidamente possível após a avaliação ou o procedimento.
- **Exatidão**: Assegurar que todos os registos são claros, exactos e isentos de erros.
- **Confidencialidade**: Manter a confidencialidade do paciente em todas as práticas de documentação.

Perguntas de revisão

Perguntas de escolha múltipla

1. **Qual é o principal objetivo de uma avaliação física exaustiva?**
    - A) Para diagnosticar doenças
    - B) Identificar as anomalias de cada sistema do corpo
    - C) Para preparar a cirurgia
    - D) Educar o doente
    - **Responder**: B) Identificar anomalias em cada sistema do corpo
2. **Porque é que a educação do doente antes do procedimento é essencial?**
    - A) Reduz o tempo necessário para o procedimento
    - B) Ajuda os doentes a compreender o que esperar, reduzindo a ansiedade
    - C) Permite uma documentação mais eficiente
    - D) É exigido por lei
    - **Resposta**: B) Ajuda os doentes a compreender o que os espera, reduzindo a ansiedade

Perguntas de verdadeiro ou falso

3. **Verdadeiro ou falso**: O consentimento informado só é necessário para procedimentos cirúrgicos.
    - **Resposta**: Falso
4. **Verdadeiro ou Falso**: A documentação deve ser preenchida depois de o paciente deixar a unidade de saúde.
    - **Resposta**: Falso

Perguntas diretas

5. **Quais são os principais componentes de uma avaliação física exaustiva?**
   - **Resposta**: Os principais componentes incluem a inspeção, a palpação, a percussão, a auscultação e a avaliação funcional.
6. **Que elementos devem ser incluídos no processo de consentimento informado?**
   - **Resposta**: O processo de consentimento informado deve incluir a divulgação dos pormenores do procedimento, a compreensão dos riscos e benefícios, a voluntariedade da decisão e a avaliação da capacidade do doente para consentir.

Estudo de caso

Cenário de estudo de caso:

Um enfermeiro está a preparar um doente para uma colonoscopia. O doente parece ansioso e tem muitas perguntas sobre o procedimento.

Perguntas:

1. **Como é que o enfermeiro deve abordar a ansiedade e as perguntas do doente?**
   - **Resposta**: O enfermeiro deve fornecer explicações claras e passo a passo do procedimento, discutir o que o paciente pode esperar antes, durante e depois do procedimento e incentivar o paciente a fazer qualquer pergunta. A utilização

de materiais escritos e demonstrações pode melhorar ainda mais a compreensão.

2. **Que elementos específicos do consentimento informado deve o enfermeiro assegurar que são abordados?**
    - **Resposta**: O enfermeiro deve certificar-se de que o paciente está totalmente informado sobre o procedimento, incluindo os seus riscos e benefícios, que o paciente compreende esta informação, que o consentimento é dado voluntariamente e que o paciente tem capacidade para consentir.

3.0 CAPÍTULO TRÊS: CONTROLO DE INFECÇÕES E SEGURANÇA EM PROCEDIMENTOS AVANÇADOS

Objectivos de aprendizagem

No final desta secção, deverá ser capaz de

1. Compreender técnicas assépticas avançadas para o controlo de infecções durante os procedimentos.
2. Identificar o equipamento de proteção individual (EPI) adequado para procedimentos complexos.
3. Reconhecer e gerir eficazmente as complicações relacionadas com os procedimentos.

Introdução

O controlo de infecções e a segurança são fundamentais nos procedimentos médicos avançados para evitar complicações e garantir a segurança dos doentes. Este capítulo aborda técnicas assépticas avançadas, a utilização adequada de equipamento de proteção individual (EPI) e estratégias para gerir complicações que possam surgir durante os procedimentos. Ao implementar estas práticas, os profissionais de saúde podem reduzir significativamente o risco de infecções e melhorar os resultados para os doentes.

Conceito geral do capítulo

Este capítulo visa dotar os prestadores de cuidados de saúde de conhecimentos sobre medidas de controlo de infecções e protocolos de segurança essenciais durante procedimentos avançados. Enfatiza a importância de manter um ambiente estéril, utilizar EPIs adequados e gerir eficazmente as complicações.

Técnicas assépticas avançadas

Princípios da técnica asséptica

- **Objetivo**: Criar e manter um campo estéril para evitar a contaminação durante os procedimentos.
- **Elementos-chave**:
  - **Ambiente estéril**: Assegurar que a área de procedimento está limpa e isenta de microrganismos.
  - **Instrumentos esterilizados**: Utilizar apenas instrumentos e materiais esterilizados.
  - **Tráfego reduzido**: Limitar o pessoal na área de procedimento para reduzir o risco de contaminação.

Técnicas avançadas

- **Técnica de duas pessoas**: Em procedimentos complexos, uma pessoa mantém o campo esterilizado enquanto a outra efectua o procedimento.
- **Utilização de campos cirúrgicos**: Utilizar campos esterilizados para cobrir o doente e a área circundante, criando uma barreira contra a contaminação.
- **Controlo do fluxo de ar**: Utilizar ambientes controlados, tais como salas de fluxo laminar, para reduzir os contaminantes transportados pelo ar.

Procedimentos específicos

- **Lavagem cirúrgica**: Lavar e esfregar cuidadosamente as mãos antes de calçar luvas e batas esterilizadas.
- **Técnica estéril**: Respeitar os princípios da técnica esterilizada durante todo o procedimento, incluindo evitar o contacto com superfícies não esterilizadas.

Equipamento de proteção individual para procedimentos complexos

Importância do EPI

- **Proteção dos trabalhadores do sector da saúde**: Reduz o risco de exposição a agentes infecciosos e fluidos corporais.
- **Segurança dos doentes**: Ajuda a evitar a transmissão de agentes patogénicos aos doentes.

Tipos de EPI

- **Luvas**: Utilizar luvas esterilizadas para todos os procedimentos que envolvam o contacto com campos esterilizados ou fluidos corporais.
- **Batas**: Usar batas resistentes a fluidos para proteção contra salpicos e contaminação.
- **Máscaras e protecções faciais**: Utilize máscaras cirúrgicas ou respiradores N95, juntamente com protecções faciais, durante procedimentos que gerem aerossóis ou que envolvam uma potencial exposição a sangue.

- **Proteção dos olhos**: Devem ser usados óculos de proteção ou protecções faciais em situações em que haja risco de salpicos de fluidos.

Seleção e utilização

- **Avaliação dos riscos**: Avaliar o procedimento para determinar o nível de proteção necessário.
- **Vestir e despir corretamente**: Seguir os protocolos para colocar e retirar o EPI para evitar a auto-contaminação.

Gerir as complicações relacionadas com o procedimento

Complicações comuns

- **Infeção**: As infecções do local cirúrgico ou as infecções relacionadas com o cateter podem ocorrer devido a contaminação.
- **Hemorragia**: Uma hemorragia excessiva durante ou após os procedimentos pode exigir uma intervenção imediata.
- **Lesão de órgãos**: Podem ocorrer lesões acidentais de órgãos ou estruturas próximas, especialmente em procedimentos invasivos.

Estratégias de prevenção

- **Avaliação pré-procedimento**: Avaliar minuciosamente o historial médico do doente e os factores de risco para complicações.
- **Monitorização**: Monitorizar continuamente o doente durante o procedimento para detetar sinais de complicações (por exemplo, sinais vitais, hemorragia).

- **Resposta imediata**: Dispor de protocolos para o controlo das complicações, incluindo material e medicamentos de emergência.

Gestão pós-procedimento

- **Cuidados com as feridas**: Fornecer instruções claras sobre os cuidados a ter com as feridas para evitar infecções.
- **Acompanhamento**: Marcar consultas de acompanhamento para monitorizar quaisquer complicações de início tardio.

Perguntas de revisão

Perguntas de escolha múltipla

1. **Qual é o principal objetivo da técnica asséptica durante os procedimentos?**
   - A) Reduzir o tempo de procedimento
   - B) Para criar e manter um campo estéril
   - C) Para melhorar o conforto do doente
   - D) Melhorar a comunicação entre o pessoal
   - **Responda**: B) Para criar e manter um campo estéril
2. **Que tipo de EPI é essencial durante os procedimentos que podem envolver a exposição a sangue?**
   - A) Luvas não esterilizadas
   - B) Batas resistentes aos fluidos
   - C) Máscaras cirúrgicas
   - D) Ambos B e C
   - **Resposta**: D) Ambos B e C

Perguntas de verdadeiro ou falso

3. **Verdadeiro ou falso**: A técnica de duas pessoas só é necessária para procedimentos menores.
   - **Resposta**: Falso
4. **Verdadeiro ou Falso**: As instruções de cuidados com a ferida pós-procedimento não são necessárias se o procedimento tiver sido efectuado com sucesso.
   - **Resposta**: Falso

Perguntas diretas

5. **Quais são os elementos-chave para manter um ambiente esterilizado durante os procedimentos avançados?**
   - **Resposta**: Os elementos-chave incluem a garantia de um ambiente esterilizado, a utilização de instrumentos esterilizados e a minimização do tráfego na área do procedimento.
6. **Que medidas imediatas devem ser tomadas se um doente tiver uma hemorragia excessiva durante um procedimento?**
   - **Resposta**: As acções imediatas incluem aplicar pressão para controlar a hemorragia, monitorizar os sinais vitais e ativar os protocolos de emergência conforme necessário.

Estudo de caso

Cenário de estudo de caso:

Um enfermeiro está a preparar-se para assistir a uma cirurgia laparoscópica. Durante o procedimento, o cirurgião perfura acidentalmente o intestino, o que pode levar a um risco potencial de infeção.

Perguntas:

1. **O que é que o enfermeiro deve fazer imediatamente após reconhecer a complicação?**
   - **Resposta**: O enfermeiro deve notificar imediatamente o cirurgião, ajudar a gerir a situação preparando os materiais necessários e monitorizar o doente para detetar sinais de choque ou infeção.

2. **Como é que o enfermeiro pode evitar complicações semelhantes em procedimentos futuros?**
    - **Resposta**: O enfermeiro pode evitar complicações semelhantes realizando avaliações completas antes do procedimento, assegurando uma comunicação clara com a equipa cirúrgica e aderindo estritamente a técnicas assépticas durante todo o procedimento.

4.0 CAPÍTULO QUATRO: TERAPIA INTRAVENOSA (IV) E ACESSO VENOSO

Objectivos de aprendizagem

No final deste capítulo, deverá ser capaz de:

1. Descrever as técnicas de inserção e gestão de IV periférica, incluindo potenciais complicações.
2. Explicar os tipos e utilizações dos dispositivos de acesso venoso central, incluindo linhas PICC, portos e linhas centrais.
3. Identificar os princípios da administração de fluidos e medicamentos por via intravenosa, incluindo a utilização de bombas de infusão.

Introdução

A terapia intravenosa (IV) é uma pedra angular do tratamento médico moderno, permitindo a administração rápida de fluidos, medicamentos e nutrientes diretamente na corrente sanguínea. Compreender as técnicas de inserção intravenosa, a gestão dos dispositivos de acesso venoso e a administração de terapêuticas intravenosas é essencial para os enfermeiros. Este capítulo tem como objetivo fornecer uma visão abrangente do acesso venoso periférico e central, da administração de fluidos e medicamentos e da gestão de potenciais complicações associadas à terapêutica IV.

Conceito geral do capítulo

Este capítulo centra-se nas competências e conhecimentos críticos necessários para uma terapia IV eficaz. Abrange as técnicas de inserção IV periférica, a utilização de dispositivos de acesso venoso central e os princípios que orientam a administração de fluidos e medicamentos. Ao compreender estes componentes, os prestadores de cuidados de saúde podem garantir cuidados seguros e eficazes aos doentes.

Inserção e gestão de IV periférica

Técnicas de inserção intravenosa periférica

- **Seleção do local**: Escolher uma veia adequada, normalmente no antebraço ou na mão, evitando áreas com sinais de infeção ou trauma anterior.
- **Preparação**: Reunir os materiais necessários, incluindo luvas, toalhetes anti-sépticos, cateter intravenoso, torniquete e fita adesiva.
- **Inserção**: Aplicar um torniquete para engurgitar a veia, limpar o local com antissético e inserir o cateter num ângulo de 15-30 graus.
- **Fixação**: Uma vez confirmado o retorno do sangue, avançar o cateter, remover o torniquete e fixar o IV com fita adesiva.

Gestão de IVs periféricos

- **Monitorização**: Avaliar regularmente o local de inserção para detetar sinais de infiltração, flebite ou infeção.
- **Lavagem**: Utilizar soro fisiológico para lavar a linha IV para manter a permeabilidade, respeitando o protocolo da instituição.

- **Mudança de locais**: Fazer a rotação dos locais de administração de IV de acordo com a política institucional para reduzir o risco de complicações.

Complicações

- **Infiltração**: Infusão acidental de líquido nos tecidos circundantes, provocando inchaço e desconforto.
- **Flebite**: Inflamação da veia, que pode causar vermelhidão, calor e dor.
- **Infeção**: Risco de infeção local ou sistémica se não for mantida uma técnica asséptica.

Dispositivos de acesso venoso central

Tipos de dispositivos de acesso venoso central

1. **Linhas PICC (cateteres centrais de inserção periférica)**:
    - Inserido numa veia periférica e avançado para a veia cava superior.
    - Utilizado para administração de medicamentos a longo prazo e colheitas de sangue frequentes.
2. **Portos**:
    - Dispositivos implantados cirurgicamente sob a pele, acessíveis através de uma agulha especial.
    - Ideal para doentes que necessitam de terapia IV de longa duração, como a quimioterapia.
3. **Linhas centrais**:
    - Inserido diretamente numa grande veia central, normalmente no pescoço, no peito ou na virilha.

- Utilizado em ambientes de cuidados intensivos para reanimação com fluidos, administração de medicamentos e monitorização.

Indicações e cuidados

- **Indicações**: Utilizado em doentes com acesso venoso difícil, que necessitem de terapêutica a longo prazo ou que necessitem de colheitas de sangue frequentes.
- **Cuidados**: Avaliar regularmente o local de inserção, manter uma técnica estéril para as mudanças de penso e lavar com soro fisiológico de acordo com os protocolos para evitar a formação de coágulos.

Administração de fluidos e medicamentos por via intravenosa

Princípios da administração intravenosa

- **Seleção de fluidos**: Escolher os fluidos adequados com base nas necessidades do doente (por exemplo, isotónicos, hipotónicos, hipertónicos).
- **Compatibilidade da medicação**: Verificar a compatibilidade da medicação com o fluido IV e outros medicamentos que estão a ser administrados.

Bombas de infusão

- **Funcionalidade**: As bombas de infusão controlam a taxa e o volume de fluidos ou medicamentos administrados ao doente.
- **Programação**: Os enfermeiros devem programar corretamente a bomba com base nas ordens prescritas, garantindo a dosagem e a velocidade de infusão corretas.

- **Monitorização**: Monitorizar continuamente o doente quanto a efeitos terapêuticos e potenciais reacções adversas.

Perguntas de revisão

Perguntas de escolha múltipla

1. **Qual é o principal objetivo da inserção intravenosa periférica?**
    - A) Administrar medicamentos orais
    - B) Para permitir um acesso rápido à corrente sanguínea para fluidos e medicamentos
    - C) Efetuar exclusivamente colheitas de sangue
    - D) Para controlar os sinais vitais
    - **Responda**: B) Para proporcionar um acesso rápido à corrente sanguínea para fluidos e medicamentos
2. **Que tipo de dispositivo de acesso venoso central é mais adequado para doentes que necessitam de terapia intravenosa a longo prazo?**
    - A) IV periférica
    - B) Linha PICC
    - C) Linha Central
    - D) Cateter IV normal
    - **Responda**: B) Linha PICC

Perguntas de verdadeiro ou falso

3. **Verdadeiro ou falso**: A infiltração ocorre quando o fluido intravenoso entra no tecido circundante em vez de entrar na veia.
    - **Resposta**: Verdadeiro

4. **Verdadeiro ou falso**: As bombas de infusão não são necessárias para a administração de medicamentos intravenosos.
   - **Resposta**: Falso

Perguntas diretas

5. **Quais são as principais etapas envolvidas na inserção IV periférica?**
   - **Resposta**: Os passos principais incluem a seleção do local, a preparação dos materiais, a inserção do cateter no ângulo adequado e a fixação da IV depois de confirmado o retorno do sangue.
6. **Quais são as complicações comuns associadas aos dispositivos de acesso venoso central?**
   - **Resposta**: As complicações comuns incluem infeção, trombose e colocação incorrecta do cateter.

Estudo de caso

Cenário de estudo de caso:

Um enfermeiro está a preparar-se para iniciar uma linha PICC num doente que necessita de terapia antibiótica a longo prazo. O doente manifesta-se preocupado com o procedimento.

Perguntas:

1. **Como é que o enfermeiro deve abordar as preocupações do doente relativamente à colocação do cateter PICC?**
   - **Resposta**: O enfermeiro deve fornecer uma explicação clara do procedimento, discutir os benefícios de um cateter PICC para terapia de longo prazo, descrever as

etapas envolvidas e responder a quaisquer perguntas ou receios específicos que o paciente possa ter.

2. **Quais são os principais cuidados a ter com um doente com um cateter PICC?**
    - **Resposta**: Os principais cuidados a ter incluem a avaliação regular do local de inserção para detetar sinais de infeção, a manutenção de uma técnica estéril durante as mudanças de penso e a lavagem do cateter de acordo com o protocolo para evitar a formação de coágulos.

5.0 CAPÍTULO CINCO: GESTÃO DAS VIAS AÉREAS E VENTILAÇÃO MECÂNICA

Objectivos de aprendizagem

No final deste capítulo, deverá ser capaz de:

1. Descrever os procedimentos para a entubação endotraqueal e outras técnicas avançadas das vias aéreas.
2. Explicar os vários modos e definições dos ventiladores mecânicos e a importância da monitorização dos doentes.
3. Discutir os cuidados com a traqueostomia e os princípios do desmame de pacientes da ventilação mecânica.

Introdução

O controlo das vias aéreas é uma componente crítica dos cuidados prestados aos doentes, especialmente em situações de emergência e de cuidados intensivos. O manejo eficaz das vias aéreas garante oxigenação e ventilação adequadas, que são vitais para a sobrevivência do paciente. Este capítulo foca as técnicas de intubação endotraqueal, o uso de ventiladores mecânicos e o manejo de pacientes com traqueostomias, incluindo estratégias para o desmame da ventilação mecânica.

Conceito geral do capítulo

Este capítulo fornece uma visão geral aprofundada das técnicas de manejo das vias aéreas, incluindo a intubação endotraqueal e a ventilação mecânica. Enfatiza a importância de monitorizar os doentes de forma eficaz e descreve as melhores práticas para os cuidados com a traqueostomia e o processo de desmame dos doentes da ventilação mecânica. O domínio destas competências é essencial para os prestadores de cuidados de saúde que trabalham em ambientes de cuidados agudos e críticos.

Intubação endotraqueal e técnicas avançadas de vias aéreas

Intubação endotraqueal

- **Indicações**: Necessário para os doentes que não conseguem manter as suas vias respiratórias, que necessitam de ventilação mecânica ou que sofrem de insuficiência respiratória.
- **Procedimento**:
    1. **Preparação**: Reunir o equipamento necessário, incluindo um tubo endotraqueal, um laringoscópio, um dispositivo de sucção e um sistema de ventilação com máscara.
    2. **Posicionamento**: Posicionar o doente em decúbito dorsal com a cabeça na posição de "sniffing" para otimizar a visualização das cordas vocais.
    3. **Visualização**: Utilizar o laringoscópio para visualizar as cordas vocais.
    4. **Intubação**: Introduzir o tubo endotraqueal através das cordas vocais e na traqueia, assegurando uma profundidade adequada.
    5. **Confirmação**: Confirmar a colocação auscultando os sons respiratórios bilateralmente e observando a elevação do tórax.

Técnicas avançadas de vias aéreas

- **Intubação digital**: Em casos difíceis, o médico pode utilizar os dedos para guiar o tubo até à traqueia.
- **Vídeo Laringoscopia**: Utiliza uma câmara para melhorar a visualização, aumentando as taxas de sucesso em intubações difíceis.
- **Dispositivos das vias aéreas supraglóticas**: Dispositivos como o LMA (Laryngeal Mask Airway) podem ser utilizados como alternativas em situações específicas.

Modos, definições e monitorização do doente do ventilador mecânico

Modos de ventilação mecânica

- **Controlo de assistência (AC)**: Fornece um volume corrente definido em cada respiração, permitindo respirações iniciadas pelo paciente.
- **Ventilação mandatória intermitente sincronizada (SIMV)**: Combina respirações obrigatórias com respirações iniciadas pelo paciente.
- **Ventilação com pressão de suporte (PSV)**: Auxilia as respirações iniciadas pelo paciente com um nível de pressão predefinido.

Definições

- **Volume corrente (Vt)**: O volume de ar libertado em cada respiração.
- **Frequência respiratória (FR)**: O número de respirações efectuadas por minuto.

- **Fração de oxigénio inspirado (FiO2)**: A percentagem de oxigénio na mistura de gases fornecida ao doente.
- **Pressão expiratória final positiva (PEEP)**: Mantém a pressão nas vias aéreas no final da expiração para evitar o colapso alveolar.

Monitorização dos doentes

- **Sinais vitais**: Monitorizar continuamente a frequência cardíaca, a pressão arterial, a frequência respiratória e a saturação de oxigénio.
- **Parâmetros do ventilador**: Avaliar regularmente as definições do ventilador e ajustar conforme necessário com base no estado do doente.
- **Conforto do doente**: Monitorizar os sinais de desconforto ou angústia e ajustar a sedação e a analgesia conforme necessário.

Cuidados com a traqueostomia e desmame da ventilação mecânica

Cuidados com a traqueostomia

- **Indicações**: Efectuada em doentes que necessitam de suporte respiratório prolongado ou com obstrução das vias aéreas superiores.
- **Princípios de cuidados**:
    - **Limpeza diária**: Limpar o estoma e o tubo de traqueostomia para evitar infecções.

- **Aspiração**: Efetuar a aspiração conforme necessário para manter a permeabilidade das vias aéreas, utilizando uma técnica esterilizada.
- **Controlo do cuff**: Monitorizar a pressão do cuff para garantir uma ventilação adequada sem causar lesões na traqueia.

Desmame da ventilação mecânica

- **Avaliação**: Avaliar a prontidão do paciente para o desmame com base na estabilidade clínica, na melhoria das condições subjacentes e na capacidade de manter a oxigenação e a ventilação adequadas.
- **Protocolos de desmame**:
    - **Ensaios de respiração espontânea (SBT)**: Realizar ensaios em que o doente respira espontaneamente durante um determinado período de tempo enquanto é monitorizado.
    - **Redução gradual**: Reduzir gradualmente o suporte ventilatório com base na tolerância e resposta do paciente.
    - **Monitorização durante o desmame**: Monitorizar atentamente os sinais vitais, os gases sanguíneos arteriais e o conforto geral do doente durante os ensaios de desmame.

Perguntas de revisão

Perguntas de escolha múltipla

1. **Qual é a principal indicação para efetuar a intubação endotraqueal?**
   - A) Oxigenoterapia de rotina
   - B) Doentes que não conseguem manter as suas vias respiratórias
   - C) Doentes com função respiratória estável
   - D) Doentes que recebem medicamentos orais
   - **Responda**: B) Pacientes que não conseguem manter as suas vias respiratórias
2. **Qual é o modo de ventilação que permite tanto respirações obrigatórias como respirações iniciadas pelo doente?**
   - A) Assistência-Controlo (AC)
   - B) Ventilação Mandatória Intermitente Sincronizada (SIMV)
   - C) Ventilação com pressão de apoio (PSV)
   - D) Pressão Positiva Contínua nas Vias Aéreas (CPAP)
   - **Resposta**: B) Ventilação Mandatória Intermitente Sincronizada (SIMV)

Perguntas de verdadeiro ou falso

3. **Verdadeiro ou Falso**: A videolaringoscopia é usada para melhorar a visualização durante a intubação endotraqueal.
   - **Resposta**: Verdadeiro
4. **Verdadeiro ou falso**: As traqueostomias só são efectuadas em situações de emergência.

- **Resposta**: Falso

Perguntas diretas

5. **Quais são os principais passos envolvidos no procedimento de intubação endotraqueal?**
    - **Resposta**: Os passos principais incluem a preparação do equipamento, o posicionamento do doente, a visualização das cordas vocais com um laringoscópio, a inserção do tubo endotraqueal e a confirmação da colocação.
6. **Que factores devem ser avaliados antes de desmamar um doente da ventilação mecânica?**
    - **Resposta**: Os factores incluem a estabilidade clínica, a melhoria das condições subjacentes e a capacidade de manter uma oxigenação e ventilação adequadas.

Estudo de caso

Cenário de Estudo de Caso:

Um enfermeiro está a cuidar de um doente em ventilação mecânica que está estável, mas que manifesta o desejo de ser desmamado do ventilador. O paciente tem um historial de DPOC e está atualmente no modo SIMV.

Perguntas:

1. **Que medidas iniciais deve o enfermeiro tomar para avaliar a prontidão do doente para o desmame?**
    - **Resposta**: O enfermeiro deve avaliar a estabilidade clínica do doente, verificar os gases sanguíneos arteriais para uma oxigenação e ventilação adequadas e avaliar o esforço respiratório e o nível de conforto do doente.

2. **Que protocolo pode o enfermeiro implementar para iniciar o desmame do ventilador?**
   - **Resposta**: O enfermeiro pode implementar um ensaio de respiração espontânea (SBT) para permitir que o doente respire espontaneamente enquanto monitoriza os sinais vitais e o conforto durante o ensaio.

6.0 CAPÍTULO SEIS: MONITORIZAÇÃO HEMODINÂMICA E PROCEDIMENTOS CARDIOVASCULARES

Objectivos de aprendizagem

No final deste capítulo, deverá ser capaz de:

1. Descrever os procedimentos de inserção e gestão da linha arterial, incluindo a interpretação da análise dos gases sanguíneos.
2. Explicar os princípios da interpretação do eletrocardiograma (ECG) e a importância da monitorização cardíaca.
3. Discutir as técnicas e indicações para cardioversão, desfibrilhação e estimulação cardíaca.

Introdução

A monitorização hemodinâmica é essencial para avaliar e gerir a saúde cardiovascular em doentes em estado crítico. A medição precisa da pressão arterial, da frequência cardíaca e de outros parâmetros hemodinâmicos é crucial para orientar as decisões de tratamento. Este capítulo enfoca a inserção e o manejo da linha arterial, a interpretação do ECG e os procedimentos envolvidos na cardioversão, desfibrilação e estimulação cardíaca.

Conceito geral do capítulo

Este capítulo fornece uma visão abrangente das técnicas de monitorização hemodinâmica, incluindo o uso de linhas arteriais para monitorização contínua da pressão arterial e coleta de sangue. Também aborda a interpretação de ECGs e a importância da monitorização cardíaca em ambientes de cuidados intensivos. Além disso, o capítulo discute vários procedimentos cardiovasculares, incluindo cardioversão, desfibrilação e estimulação cardíaca, que são vitais para o gerenciamento de arritmias e outras condições cardíacas.

Inserção e gestão da linha arterial

Inserção de linha arterial

- **Indicações**: Utilizado para monitorização contínua da tensão arterial e colheita frequente de sangue, especialmente em doentes críticos.
- **Procedimento**:
    1. **Seleção do local**: Os locais comuns incluem a artéria radial, femoral ou braquial. Avaliar o teste de Allen para patência da artéria radial.
    2. **Preparação**: Reunir o equipamento necessário, incluindo um cateter arterial, campos esterilizados, solução anti-séptica e transdutor de pressão.
    3. **Inserção**: Aplicar técnica estéril, puncionar a artéria com o cateter num ângulo de 30-45 graus e avançar o cateter para dentro da artéria.
    4. **Fixação**: Ligar o cateter a um transdutor de pressão e fixá-lo com pensos adesivos.

Gestão de linhas arteriais

- **Monitorização**: Monitoriza continuamente a forma de onda para garantir a precisão e detetar quaisquer anomalias nas leituras da tensão arterial.
- **Colheita de amostras de sangue**: Utilizar uma técnica asséptica para obter amostras de sangue para análise de gases no sangue arterial (ABG).
- **Gestão de complicações**: Monitorizar a ocorrência de complicações como infeção, trombose ou hematoma no local de inserção.

Análise de gases sanguíneos

- **Componentes**: A análise ABG mede o pH, a pressão parcial de dióxido de carbono (PaCO2), a pressão parcial de oxigénio (PaO2), os níveis de bicarbonato (HCO3-) e a saturação de oxigénio.
- **Interpretação**: A compreensão dos resultados ajuda a avaliar o estado respiratório e metabólico, orientando as estratégias de tratamento.

Interpretação de electrocardiogramas (ECG) e monitorização cardíaca

Princípios de interpretação do ECG

- **Componentes básicos**: Compreender a onda P, o complexo QRS e a onda T, bem como intervalos como PR e QT.
- **Análise do ritmo**: Avaliar a frequência cardíaca, a regularidade do ritmo e a presença de quaisquer anomalias (por exemplo, fibrilhação auricular, taquicardia ventricular).

- **Arritmias comuns**:
  - **Fibrilhação auricular**: Ritmo irregular, ausência de ondas P distintas.
  - **Taquicardia ventricular**: Ritmo cardíaco rápido com complexos QRS largos, potencialmente fatal.
  - **Bradicardia**: Frequência cardíaca <60 batimentos por minuto, pode exigir intervenção com base nos sintomas.

Monitorização cardíaca

- **Monitorização contínua**: Utilizar monitores de telemetria ou de cabeceira para monitorizar os ritmos cardíacos e os sinais vitais.
- **Gestão de alarmes**: Esteja atento a alarmes que indiquem arritmias, desconexões de eléctrodos ou sinais vitais anormais.

Técnicas de cardioversão, desfibrilação e estimulação cardíaca

Cardioversão

- **Indicações**: Utilizado em doentes com taquiarritmias instáveis (por exemplo, flutter auricular) que são sintomáticos.
- **Procedimento**:
  1. **Preparação**: Obter o consentimento e assegurar a existência de equipamento de monitorização adequado.
  2. **Definições de energia**: Utilize a aplicação sincronizada de choques; comece com definições de energia mais baixas (por exemplo, 50-100 joules).
  3. **Cuidados pós-procedimento**: Monitorizar o doente quanto à estabilidade do ritmo e a potenciais complicações.

Desfibrilhação

- **Indicações**: Utilizado em casos de fibrilação ventricular (FV) e taquicardia ventricular (TV) sem pulso.
- **Procedimento**:
  1. **Resposta de emergência**: Certificar-se de que o doente não reage e não tem pulso.
  2. **Definições de energia**: Aplicar um choque de alta energia (por exemplo, 200-360 joules) utilizando um desfibrilhador.
  3. **Cuidados pós-desfibrilação**: Avaliar o ritmo cardíaco imediatamente após a aplicação do choque e continuar os esforços de reanimação conforme necessário.

Estimulação cardíaca

- **Indicações**: Indicado para bradicardia sintomática ou certos tipos de bloqueio cardíaco.
- **Tipos de ritmo**:
  - **Estimulação temporária**: Envolve estimulação externa com almofadas ou um pacemaker transvenoso temporário.
  - **Marcapasso permanente**: Implica a colocação cirúrgica de um pacemaker permanente para tratamento crónico.
- **Monitorização**: Avaliar continuamente a função do pacemaker e a resposta do doente.

Perguntas de revisão

Perguntas de escolha múltipla

1. **Qual é a principal indicação para a inserção de um cateter arterial?**
   - A) Controlo de rotina da tensão arterial
   - B) Controlo contínuo da tensão arterial e colheita frequente de sangue
   - C) Administração de medicamentos
   - D) Realização de ecocardiogramas
   - **Resposta**: B) Monitorização contínua da tensão arterial e colheita frequente de sangue
2. **Que arritmia é caracterizada por um ritmo irregular sem ondas P distintas?**
   - A) Taquicardia ventricular
   - B) Fibrilhação auricular
   - C) Ritmo sinusal normal
   - D) Bradicardia
   - **Responda**: B) Fibrilhação auricular

Perguntas de verdadeiro ou falso

3. **Verdadeiro ou Falso**: O teste de Allen é realizado para avaliar a patência da artéria ulnar antes da canulação da artéria radial.
   - **Resposta**: Verdadeiro
4. **Verdadeiro ou Falso**: A desfibrilação é indicada para pacientes com taquicardia ventricular estável.
   - **Resposta**: Falso

Perguntas diretas

5. **Quais são as principais etapas envolvidas no procedimento de inserção do cateter arterial?**
   - **Resposta**: Os passos principais incluem a seleção do local, a preparação do equipamento, a inserção esterilizada num ângulo de 30-45 graus e a fixação do cateter com pensos adesivos.
6. **Que componentes são medidos na análise dos gases do sangue arterial (ABG)?**
   - **Resposta**: Os componentes incluem o pH, as pressões parciais de dióxido de carbono (PaCO2) e de oxigénio (PaO2), os níveis de bicarbonato (HCO3-) e a saturação de oxigénio.

Estudo de caso

Cenário de estudo de caso:

Um doente na UCI tem uma linha arterial colocada e o enfermeiro nota uma queda súbita nas leituras da tensão arterial, juntamente com uma forma de onda amortecida.

Perguntas:

1. **O que é que o enfermeiro deve avaliar para determinar a causa da forma de onda amortecida?**
   - **Resposta**: A enfermeira deve avaliar o local de inserção quanto a sinais de complicações (por exemplo, hematoma, trombose), verificar se há dobras ou obstruções no cateter e garantir que o transdutor esteja nivelado com o coração do paciente.

2. **Se a linha arterial estiver comprometida, que acções deve o enfermeiro tomar?**
    - **Resposta**: O enfermeiro deve resolver o problema da linha, substituí-la, se necessário, e notificar o profissional de saúde sobre os resultados e quaisquer alterações no estado do paciente.

7.0 CAPÍTULO SETE: TRATAMENTO DE FERIDAS E TÉCNICAS AVANÇADAS DE PENSO

Objectivos de aprendizagem

No final deste capítulo, deverá ser capaz de:

1. Avaliar e classificar feridas agudas e crónicas utilizando critérios estabelecidos.
2. Descrever métodos avançados de desbridamento de feridas, incluindo técnicas cortantes, enzimáticas e mecânicas.
3. Aplicar pensos especializados para feridas e explicar os princípios da terapia de pressão negativa para feridas.

Introdução

O tratamento eficaz de feridas é crucial para promover a cicatrização, prevenir infecções e minimizar complicações. A gestão de feridas agudas e crónicas envolve uma avaliação minuciosa, desbridamento adequado e a utilização de pensos especializados. Este capítulo explora a avaliação e o estadiamento das feridas, as técnicas avançadas de desbridamento e a aplicação de pensos para feridas, incluindo a terapia de pressão negativa.

Conceito geral do capítulo

Este capítulo fornece uma visão geral abrangente do tratamento de feridas, centrando-se na avaliação e estadiamento de feridas, métodos inovadores de desbridamento e pensos especializados para feridas. A compreensão destes conceitos é vital para que os profissionais de saúde prestem cuidados eficazes a doentes com feridas agudas e crónicas, garantindo resultados de cicatrização óptimos.

Avaliação e estadiamento de feridas agudas e crónicas

Avaliação da ferida

Uma avaliação completa da ferida inclui:

- **Historial**: Recolher informações sobre a etiologia da ferida, a sua duração e quaisquer tratamentos anteriores.
- **Exame físico**: Inspecionar a ferida quanto ao tamanho, profundidade, exsudado, odor e estado do tecido circundante.

Preparação da ferida

O estadiamento da ferida é essencial para determinar o plano de tratamento. O National Pressure Injury Advisory Panel (NPIAP) fornece um sistema de estadiamento amplamente aceite para as lesões por pressão:

1. **Estádio I**: Eritema não branqueável da pele intacta.
2. **Estádio II**: Perda parcial da espessura da pele, apresentando-se como uma úlcera aberta pouco profunda.
3. **Fase III**: Perda total da espessura da pele, com danos no tecido subcutâneo, expondo potencialmente a gordura.
4. **Estádio IV**: Perda de espessura total, com exposição de osso, tendão ou músculo.
5. **Não estadiável**: Perda de tecido de espessura total, em que a base da úlcera está coberta por tecido descamativo ou escara.

6. **Lesão por pressão nos tecidos profundos**: Descoloração persistente, não branqueável, de cor vermelha profunda, castanha ou púrpura.

Feridas crónicas

As feridas crónicas, como as úlceras diabéticas ou as úlceras de estase venosa, normalmente não progridem através das fases normais de cicatrização. A avaliação deve incluir:

- **Etiologia**: Identificação das condições subjacentes que contribuem para a persistência da ferida.
- **Ferramentas de avaliação**: Utilizar ferramentas como a Bates-Jensen Wound Assessment Tool para avaliar as caraterísticas da ferida.

Métodos avançados de desbridamento de feridas

Desbridamento agudo

- **Definição**: A utilização de instrumentos cirúrgicos (tesouras, bisturis) para remover tecido necrótico.
- **Indicações**: Eficaz para grandes quantidades de tecido necrótico ou quando é necessário um desbridamento rápido.
- **Considerações**: Requer técnica estéril e é normalmente efectuada por profissionais de saúde com formação.

Desbridamento enzimático

- **Definição**: A aplicação de agentes tópicos que contêm enzimas para dissolver o tecido necrótico.

- **Indicações**: Adequado para doentes que não toleram o desbridamento cirúrgico ou que têm contra-indicações.
- **Exemplos**: A colagenase (Santyl) é habitualmente utilizada para atacar o tecido necrótico, preservando o tecido saudável.

Desbridamento mecânico

- **Definição**: Envolve a remoção física de detritos e tecido necrótico utilizando vários métodos.
- **Métodos**:
    - **Pensos húmidos para secar**: Aplicação de um penso húmido que seca e adere à ferida, afastando o tecido necrótico após a remoção.
    - **Hidroterapia**: Utilização de banheiras de hidromassagem ou lavagem pulsátil para limpar e desbridar a ferida.

Aplicação de Pensos Especializados para Feridas e Terapia de Pressão Negativa

Pensos especializados para feridas

- **Pensos hidrocolóides**: Proporcionam um ambiente húmido e promovem o desbridamento autolítico; ideais para exsudado baixo a moderado.
- **Pensos de alginato**: Feitos a partir de algas marinhas, estes pensos são altamente absorventes e adequados para feridas com exsudado moderado a intenso.
- **Pensos de espuma**: Oferecem amortecimento, absorvem o exsudado e mantêm um ambiente húmido; adequados para uma variedade de tipos de feridas.

Terapia de pressão negativa para feridas (NPWT)

- **Definição**: Uma técnica terapêutica que utiliza o vácuo para promover a cicatrização de feridas.
- **Mecanismo**: A NPWT aplica pressão negativa no leito da ferida, o que promove o fluxo sanguíneo, reduz o edema e aproxima os bordos da ferida.
- **Indicações**: Eficaz para feridas complexas, feridas cirúrgicas e úlceras de difícil cicatrização.
- **Aplicação**: Envolve a colocação de um penso de espuma ou gaze na ferida, cobrindo-o com uma película de vedação e ligando-o a uma bomba de vácuo.

Perguntas de revisão

Perguntas de escolha múltipla

1. **Qual é o objetivo da preparação de uma ferida?**
   - A) Determinar a causa da ferida
   - B) Identificar o plano de tratamento adequado
   - C) Avaliar o estado de saúde geral do doente
   - D) Prever o tempo de cicatrização
   - **Responder**: B) Para identificar o plano de tratamento adequado
2. **Que tipo de desbridamento utiliza enzimas para dissolver o tecido necrótico?**
   - A) Desbridamento cortante
   - B) Desbridamento enzimático
   - C) Desbridamento mecânico
   - D) Desbridamento autolítico
   - **Resposta**: B) Desbridamento enzimático

Perguntas de Verdadeiro ou Falso

3. **Verdadeiro ou Falso**: As lesões por pressão de fase IV envolvem a exposição do osso, tendão ou músculo subjacente.
   - **Resposta**: Verdadeiro
4. **Verdadeiro ou falso**: Os pensos hidrocolóides só são adequados para feridas com muita exsudação.
   - **Resposta**: Falso

Perguntas diretas

5. **Que factores devem ser incluídos numa avaliação exaustiva da ferida?**
    - **Responder**: História da ferida, exame físico (tamanho, profundidade, exsudado, odor e estado dos tecidos circundantes).
6. **Quais são os principais componentes da terapia de pressão negativa para feridas?**
    - **Resposta**: Aplicação de vácuo para promover o fluxo sanguíneo, reduzir o edema e aproximar os bordos da ferida, envolvendo um penso de espuma ou gaze e uma película de vedação ligada a uma bomba de vácuo.

Estudo de caso

Cenário de estudo de caso:

Um doente apresenta uma úlcera diabética crónica no pé esquerdo que não cicatrizou apesar dos cuidados habituais. A ferida é profunda, com exsudado moderado e tecido necrótico presente.

Perguntas:

1. **Que medidas de avaliação inicial tomaria para esta ferida?**
    - **Responder**: Avaliar o tamanho da ferida, a profundidade, o exsudado, o odor e o estado dos tecidos circundantes; recolher o historial sobre a duração, os tratamentos anteriores e o estado geral de saúde do doente.

2. **Que método de desbridamento avançado consideraria para este doente e porquê?**

- **Resposta**: Pode considerar-se a hipótese de um desbridamento cirúrgico para remover rapidamente o tecido necrótico, especialmente se existir uma quantidade significativa que impeça a cicatrização. Se o doente tiver contra-indicações para o desbridamento cirúrgico, o desbridamento enzimático com colagenase pode ser uma alternativa.

8.0 CAPÍTULO OITAVO: PROCEDIMENTOS GASTROINTESTINAIS E GENITOURINÁRIOS

Objectivos de aprendizagem

No final deste capítulo, deverá ser capaz de:

1. Descrever os procedimentos de inserção, cuidados e gestão de sondas nasogástricas e entéricas.
2. Explicar as técnicas de cateterização urinária, cuidados com o cateter suprapúbico e irrigação da bexiga.
3. Discutir os princípios de gestão de ostomias, incluindo cuidados com colostomia e ileostomia.

Introdução

Os procedimentos gastrointestinais e geniturinários são parte integrante dos cuidados ao paciente, particularmente para aqueles com condições médicas específicas que requerem suporte nutricional, controle da bexiga ou desvio intestinal. Este capítulo explora a inserção e o manejo de sondas nasogástricas e enterais, técnicas de cateterização urinária e os cuidados necessários para pacientes com ostomias.

Conceito geral do capítulo

Este capítulo fornece uma visão geral dos procedimentos essenciais nos cuidados gastrointestinais e genitourinários, centrando-se na inserção, gestão e cuidados associados a sondas nasogástricas e entéricas, cateteres urinários e ostomias. O domínio destas técnicas é crucial para que os profissionais de saúde garantam a segurança, o conforto e os resultados efectivos do tratamento dos doentes.

Inserção, cuidados e gestão de tubos nasogástricos e enterais

Inserção de sonda nasogástrica

- **Indicações**: Utilizada para alimentação, administração de medicamentos e descompressão gástrica em doentes incapazes de engolir ou com obstrução intestinal.
- **Procedimento**:
    1. **Preparação**: Reunir o equipamento, incluindo a sonda nasogástrica, lubrificante, luvas e um estetoscópio.
    2. **Posicionamento do doente**: Posicionar o doente numa posição de Fowler elevada para facilitar a inserção do tubo.
    3. **Técnica de inserção**: Medir a sonda desde a ponta do nariz até ao lóbulo da orelha e depois até ao processo xifoide. Lubrificar a sonda e inseri-la suavemente através da narina, fazendo-a avançar para o esófago enquanto pede ao doente para engolir.
    4. **Confirmação**: Confirmar a colocação aspirando o conteúdo gástrico, verificando o pH ou utilizando a auscultação durante a injeção de ar.

Cuidados e gestão do tubo entérico

- **Administração de alimentação**: Seguir os protocolos de administração de alimentação entérica, assegurando uma taxa e um volume adequados, de acordo com as ordens do médico.
- **Monitorização**: Avaliar regularmente o doente quanto a sinais de tolerância, tais como distensão abdominal, náuseas ou vómitos.
- **Manutenção do tubo**: Verificar a colocação do tubo antes de cada alimentação e lavar o tubo regularmente para manter a permeabilidade.

Cateterização urinária, cuidados com cateteres suprapúbicos e irrigação da bexiga

Cateterismo urinário

- **Indicações**: Utilizado para retenção urinária, controlo do débito ou drenagem da bexiga.
- **Procedimento**:
    1. **Preparação**: Reunir os materiais necessários, incluindo um kit de cateteres esterilizados, luvas e solução anti-séptica.
    2. **Posicionamento do doente**: Posicionar o doente confortavelmente, com as pernas abertas e o meato urinário exposto.
    3. **Inserção do cateter**: Limpar a área com anti-sético, introduzir suavemente o cateter na uretra até a urina sair e, em seguida, avançar mais alguns centímetros antes de insuflar o balão (se aplicável).
    4. **Fixação**: Fixar o cateter à coxa com fita adesiva para evitar movimentos.

Cuidados com o cateter suprapúbico

- **Indicações**: Adequado para doentes que necessitam de drenagem urinária a longo prazo quando não é possível efetuar o cateterismo uretral.
- **Princípios de cuidados**:
  - **Limpeza diária**: Limpar o local de inserção com água e sabão suave, mantendo a área seca.
  - **Monitorização**: Avaliar regularmente a existência de sinais de infeção, fugas ou obstrução do cateter.

Irrigação da bexiga

- **Indicações**: Utilizada para eliminar coágulos de sangue ou resíduos da bexiga, frequentemente após uma cirurgia.
- **Procedimento**:
  1. **Preparação**: Reunir os materiais de irrigação e a solução salina esterilizada ou a solução prescrita.
  2. **Técnica**: Ligar a solução de irrigação ao cateter e deixar fluir suavemente para a bexiga, monitorizando a clareza do retorno.

Gestão de ostomias, incluindo cuidados com colostomia e ileostomia

Visão geral da Ostomia

Uma ostomia é um procedimento cirúrgico que cria uma abertura (estoma) do intestino ou do trato urinário para o exterior do corpo. Os tipos mais comuns incluem a colostomia e a ileostomia.

Cuidados com a colostomia

- **Indicações**: Realizada para doenças como o cancro colorrectal, diverticulite ou lesão intestinal traumática.
- **Princípios de cuidados**:
    - **Avaliação do estoma**: Inspecionar regularmente o estoma para verificar a sua cor, tamanho e quaisquer sinais de irritação ou infeção.
    - **Mudanças de bolsa**: Mudar a bolsa de ostomia sempre que necessário, assegurando que a pele à volta do estoma está limpa e seca antes de aplicar uma nova bolsa.

Cuidados com a ileostomia

- **Indicações**: Frequentemente efectuada após colectomia total ou em caso de doença inflamatória intestinal.
- **Princípios de cuidados**:
    - **Gestão da dieta**: Aconselhar os doentes sobre modificações na dieta para gerir a consistência e o odor do débito.
    - **Proteção da pele**: Utilizar cremes ou pastas de barreira para proteger a pele à volta do estoma dos efluentes.

Perguntas de revisão

Perguntas de escolha múltipla

1. **Qual é a principal indicação para a colocação de uma sonda nasogástrica?**
   - A) Drenagem cirúrgica
   - B) Alimentação, administração de medicamentos e descompressão gástrica
   - C) Drenagem urinária
   - D) Controlo da dor
   - **Responde**: B) Alimentação, administração de medicamentos e descompressão gástrica
2. **Que tipo de cateter é normalmente utilizado para a drenagem urinária a longo prazo quando não é possível efetuar o cateterismo uretral?**
   - A) Cateter intermitente
   - B) Cateter suprapúbico
   - C) Cateter externo
   - D) Cateter de demora
   - **Resposta**: B) Cateter suprapúbico

Perguntas de verdadeiro ou falso

3. **Verdadeiro ou falso**: Uma colostomia é criada a partir do íleo do intestino.
   - **Resposta**: Falso (Uma colostomia é criada a partir do cólon; uma ileostomia é criada a partir do íleo).

4. **Verdadeiro ou Falso**: Não é necessário confirmar a colocação de uma sonda nasogástrica antes de a utilizar.
    - **Resposta**: Falso

Perguntas diretas

5. **Quais são os principais passos envolvidos no cateterismo urinário?**
    - **Resposta**: Preparação dos materiais, posicionamento do doente, limpeza da área, inserção suave do cateter até a urina fluir e fixação do cateter.
6. **O que deve ser incluído nos cuidados a ter com um cateter suprapúbico?**
    - **Resposta**: Limpeza diária do local de inserção e monitorização regular para detetar sinais de infeção, fuga ou obstrução.

Estudo de caso

Estudo de caso Cenário:

Um doente necessita de uma sonda nasogástrica para se alimentar devido a dificuldade em engolir após um AVC. A enfermeira prepara-se para inserir a sonda.

Perguntas:

1. **Que medidas deve o enfermeiro tomar para garantir que a inserção da sonda nasogástrica é bem sucedida?**
    - **Resposta**: O enfermeiro deve reunir o equipamento necessário, posicionar o doente numa posição de Fowler elevada, medir o comprimento do tubo, lubrificar o tubo,

inseri-lo suavemente enquanto pede ao doente para engolir e confirmar a colocação através de aspiração e auscultação.

2. **Que potenciais complicações devem ser monitorizadas pelo enfermeiro após a inserção?**
   - **Resposta**: O enfermeiro deve monitorizar a aspiração, a colocação incorrecta da sonda, a irritação nasal e os sinais de intolerância gástrica durante a alimentação.

9.0 CAPÍTULO NOVE: CONTROLO DA DOR E ANESTESIA REGIONAL

Objectivos de aprendizagem

No final deste capítulo, deverá ser capaz de:

1. Descrever a administração de anestésicos locais e as técnicas de realização de bloqueios nervosos.
2. Explicar os princípios e técnicas da anestesia epidural e raquidiana.
3. Discutir a analgesia controlada pelo doente (PCA) e as medidas de segurança associadas à utilização de opiáceos.

Introdução

O controlo eficaz da dor é um aspeto fundamental dos cuidados ao doente, particularmente em contextos cirúrgicos e pós-operatórios. As técnicas de anestesia regional, incluindo anestésicos locais, bloqueios nervosos e anestesia epidural ou raquidiana, desempenham um papel vital no controlo da dor, minimizando os efeitos secundários sistémicos. Este capítulo explorará a administração de anestésicos locais, técnicas de anestesia regional e o uso de PCA, com ênfase nas práticas de segurança para a administração de opióides.

Conceito geral do capítulo

Este capítulo aborda conceitos essenciais no controlo da dor e da anestesia regional, centrando-se na administração de anestésicos locais, bloqueios nervosos, anestesia epidural e raquidiana e na utilização de analgesia controlada pelo doente (PCA). A compreensão dessas técnicas é fundamental para que os profissionais de saúde forneçam alívio eficaz da dor, garantindo a segurança do paciente.

Administração de anestésicos locais e bloqueios nervosos

Anestésicos locais

- **Definição**: Os anestésicos locais são medicamentos que bloqueiam temporariamente a sensibilidade numa área específica do corpo.
- **Agentes comuns**: A lidocaína, a bupivacaína e a ropivacaína são anestésicos locais frequentemente utilizados.
- **Administração**:
    - **Técnica**: Administrar por injeção no tecido ou área-alvo, assegurando a utilização de técnicas assépticas para evitar infecções.
    - **Dosagem**: Seguir os protocolos estabelecidos para a dosagem com base no tipo de procedimento e nos factores do doente.

Bloqueios de nervos

- **Definição**: Os bloqueios nervosos envolvem a injeção de anestésico perto de um nervo ou grupo de nervos para bloquear a sensação numa região específica.

Tipos de bloqueios nervosos:

- **Bloqueios de nervos periféricos**: Visam nervos específicos (por exemplo, bloqueio do nervo femoral para cirurgia ao joelho).
- **Bloqueios de campo**: Envolve a injeção de anestésico na área circundante de um local cirúrgico.

- **Técnica**:
  1. **Conhecimentos de anatomia**: Compreender a anatomia do nervo para garantir uma colocação correta.
  2. **Orientação por ultra-sons**: Utilizar o ultrassom para uma melhor visualização e precisão durante a injeção.

Técnicas de anestesia epidural e raquidiana

Anestesia epidural

- **Indicações**: Normalmente utilizado para o controlo da dor durante o parto, grandes cirurgias ou condições de dor crónica.
- **Procedimento**:
  1. **Preparação**: Reunir o equipamento necessário, incluindo o cateter epidural, o anestésico local e os dispositivos de monitorização.
  2. **Posicionamento do doente**: Posicionar o doente numa posição sentada ou lateral para facilitar o acesso ao espaço epidural.
  3. **Técnica de inserção**: Introduzir uma agulha no espaço epidural (geralmente entre L3-L4 ou L4-L5) e enfiar o cateter.

4. **Confirmação**: Confirmar a colocação através da aspiração ou administração de uma dose de teste para garantir a localização correta.

Raquianestesia

- **Indicações**: Utilizada para cirurgias do abdómen inferior, da pélvis e das extremidades inferiores.
- **Procedimento**:
    1. **Preparação**: À semelhança da anestesia epidural, reunir os materiais necessários e posicionar o doente de forma adequada.
    2. **Técnica de inserção**: Introduzir uma agulha espinal no espaço subaracnoide, normalmente entre L3-L4 ou L4-L5.
    3. **Administração de medicamentos**: Administrar o anestésico local diretamente no líquido cefalorraquidiano (LCR).

Analgesia controlada pelo doente (PCA) e segurança dos opiáceos

Analgesia controlada pelo paciente (PCA)

- **Definição**: A ACP permite aos doentes autoadministrar doses pré-determinadas de analgésicos, normalmente opiáceos, através de uma bomba.
- **Indicações**: Utilizado para o tratamento da dor pós-operatória e das condições de dor crónica.
- **Benefícios**: Aumenta a satisfação do doente, permite um melhor controlo da dor e reduz a necessidade de intervenção constante dos enfermeiros.

Segurança dos opiáceos

- **Monitorização**: Avaliar regularmente o doente quanto a sinais de depressão respiratória, sedação e eficácia do controlo da dor.
- **Diretrizes de dosagem**:
  - **Intervalo de bloqueio**: Estabelecer um intervalo de bloqueio para evitar a sobredosagem.
  - **Educação dos doentes**: Educar os doentes sobre a forma de utilizar a ACP de forma eficaz e a importância de comunicar os níveis de dor.
  - **Disponibilidade de naloxona**: Assegurar que a naloxona esteja prontamente disponível para reverter overdoses de opiáceos em situações de emergência.

Perguntas de revisão

Perguntas de escolha múltipla

1. **Qual é o principal objetivo de um bloqueio nervoso?**
    - A) Para induzir a anestesia geral
    - B) Para bloquear a sensação numa região específica
    - C) Para proporcionar sedação durante a cirurgia
    - D) Para controlar a dor pós-operatória
    - **Responda**: B) Para bloquear a sensação numa região específica
2. **Que anestésico local é normalmente utilizado para a anestesia epidural?**
    - A) Novocaína
    - B) Lidocaína
    - C) Procaína
    - D) Fentanil
    - **Resposta**: B) Lidocaína

Perguntas de Verdadeiro ou Falso

3. **Verdadeiro ou Falso**: A anestesia epidural é normalmente administrada no líquido cefalorraquidiano.
    - **Resposta**: Falso (A anestesia epidural é administrada no espaço epidural, não no líquido cefalorraquidiano).
4. **Verdadeiro ou falso**: A analgesia controlada pelo paciente (PCA) permite que os pacientes auto-administrem a medicação para a dor conforme necessário.
    - **Resposta**: Verdadeiro

Perguntas diretas

5. **Que técnica é recomendada para aumentar a precisão das injecções de bloqueio nervoso?**
    - **Resposta**: Utilizar a orientação por ultra-sons para visualizar o nervo e a anatomia circundante.
6. **Enumere duas medidas de segurança associadas à utilização de opiáceos em PCA.**
    - **Resposta**: Monitorização regular da depressão respiratória e estabelecimento de um intervalo de bloqueio para evitar a sobredosagem.

Estudo de caso

Estudo de caso Cenário:

Um doente em pós-operatório está a utilizar uma bomba de PCA para controlar a dor após uma cirurgia abdominal. O enfermeiro avalia o doente e observa sinais de sedação e respiração superficial.

Perguntas:

1. **Que medidas deve o enfermeiro tomar em resposta a estas conclusões?**
    - **Resposta**: O enfermeiro deve avaliar imediatamente as vias aéreas, a respiração e a circulação do doente, considerar a administração de naloxona se a depressão respiratória for grave e notificar o prestador de cuidados de saúde.

2. **Que educação deve ser dada aos doentes para evitar problemas semelhantes no futuro?**
    - **Resposta**: Educar o doente sobre a importância de comunicar qualquer sensação de sedação excessiva, dificuldade em respirar ou controlo inadequado da dor e explicar como utilizar corretamente a bomba de ACP.

10. CAPÍTULO DEZ: PROCEDIMENTOS DIAGNÓSTICOS E TERAPÊUTICOS AVANÇADOS

Objectivos de aprendizagem

No final deste capítulo, deverá ser capaz de:

1. Explicar os princípios e aplicações da ecografia no local de prestação de cuidados e dos procedimentos guiados por imagem.
2. Descrever várias técnicas de biópsia, incluindo a aspiração com agulha fina e a biópsia por punção.
3. Discutir os procedimentos de toracocentese, paracentese e punção lombar.

Introdução

Os procedimentos diagnósticos e terapêuticos avançados são ferramentas essenciais na medicina moderna, permitindo que os médicos obtenham informações críticas e realizem intervenções com o mínimo de invasão. Este capítulo abrange aplicações de ultrassom no local de atendimento, técnicas de biópsia e procedimentos essenciais, como toracocentese, paracentese e punção lombar.

Conceito geral do capítulo

Este capítulo fornece uma visão geral dos principais procedimentos diagnósticos e terapêuticos avançados que aprimoram a prática clínica. Ao compreenderem a ultrassonografia no local de atendimento, várias técnicas de biópsia e procedimentos como toracocentese, paracentese e punção lombar, os profissionais de saúde podem melhorar a precisão do diagnóstico e os resultados para os pacientes, garantindo ao mesmo tempo a segurança e a eficiência.

Ultrassom no local de atendimento e procedimentos guiados por imagem

Ultrassom no local de atendimento (POCUS)

- **Definição**: POCUS refere-se ao uso de ultrassom à beira do leito para auxiliar no diagnóstico e no tratamento.
- **Aplicações**:
    - **Avaliação do estado dos fluidos**: Avaliação de derrames pleurais, ascite ou problemas cardíacos.
    - **Orientações para os procedimentos**: Ajudar na colocação de agulhas para biopsias ou aspirações de fluidos.
    - **Situações de emergência**: Avaliação rápida em trauma, como o exame FAST (Focused Assessment with Sonography for Trauma).

Procedimentos guiados por imagem

- **Definição**: Procedimentos que utilizam tecnologia de imagem (ultrassom, TC ou fluoroscopia) para orientar intervenções.
- **Procedimentos comuns**:
    - **Biópsia guiada por ultrassom**: Utilização de ultrassom para visualizar e direcionar lesões para biópsia.

    - **Procedimentos de drenagem**: Orientar a colocação de cateteres para drenagem de abcessos ou remoção de fluidos.
- **Vantagens**: Maior precisão, menor risco de complicações e maior conforto para o paciente.

Técnicas de biópsia

Aspiração com agulha fina (FNA)

- **Definição**: Uma técnica minimamente invasiva que utiliza uma agulha fina para extrair tecido ou fluido de uma lesão.
- **Indicações**: Normalmente utilizado para gânglios linfáticos, nódulos da tiroide e massas mamárias.
- **Procedimento**:
    1. **Preparação**: Obter o consentimento informado e preparar o equipamento necessário, incluindo agulhas e seringas de aspiração esterilizadas.
    2. **Técnica**: Introduzir a agulha na lesão, aplicando pressão negativa enquanto se move a agulha para recolher células.
    3. **Manuseamento da amostra**: Colocar a amostra aspirada em lâminas ou em recipientes adequados para análise citológica.

Biópsia de núcleo

- **Definição**: Uma técnica que utiliza uma agulha maior para obter um núcleo de tecido para exame histológico.

- **Indicações**: Frequentemente efectuada em lesões da mama, da próstata e do fígado em que é necessário mais tecido para o diagnóstico.
- **Procedimento**:
  1. **Preparação**: Semelhante à FNA, com consentimento informado e equipamento adequado.
  2. **Técnica**: Utilizar um dispositivo de biópsia com mola para obter uma amostra de tecido cilíndrica, frequentemente guiada por ultra-sons ou TAC.
  3. **Manuseamento da amostra**: Colocar a amostra da biopsia em formalina ou noutras soluções de preservação para avaliação patológica.

Toracocentese, Paracocentese e Punção Lombar

Toracocentese

- **Definição**: Um procedimento para remover líquido ou ar do espaço pleural para fins de diagnóstico ou terapêuticos.
- **Indicações**: Avaliação de derrame pleural, pneumotórax ou para aliviar o desconforto respiratório.
- **Procedimento**:
  1. **Preparação**: Obter o consentimento informado e preparar o equipamento esterilizado, incluindo um kit de toracocentese.
  2. **Posicionamento do doente**: Posicionar o doente sentado na vertical, inclinado para a frente para facilitar o acesso.

3. **Técnica**: Identificar o espaço intercostal adequado, limpar a área e inserir a agulha acima da costela para evitar danos no feixe neurovascular.
4. **Recolha de fluidos**: Aspirar o fluido e enviar amostras para análise.

Paracentese

- **Definição**: Procedimento para remover líquido da cavidade peritoneal, normalmente por razões de diagnóstico ou terapêuticas.
- **Indicações**: Avaliação de ascite, infeção ou hemorragia intra-abdominal.
- **Procedimento**:
  1. **Preparação**: Obter o consentimento e preparar instrumentos esterilizados, incluindo um kit de paracentese.
  2. **Posicionamento do doente**: Posicionar o doente numa posição sentada ou em decúbito dorsal com a cabeça elevada.
  3. **Técnica**: Procurar um local adequado (geralmente a parte inferior do abdómen), limpar a área e inserir a agulha para aspirar o líquido abdominal.
  4. **Análise de fluidos**: Recolher e enviar amostras para análises laboratoriais.

Punção lombar

- **Definição**: Procedimento de recolha de líquido cefalorraquidiano (LCR) para avaliação diagnóstica ou para fins terapêuticos.
- **Indicações**: Avaliação de condições neurológicas, como a meningite ou a esclerose múltipla.
- **Procedimento**:
    1. **Preparação**: Obter o consentimento informado e preparar equipamento esterilizado, incluindo um kit de punção lombar.
    2. **Posicionamento do doente**: Posicionar o doente sentado ou deitado de lado, com os joelhos junto ao peito.
    3. **Técnica**: Identificar o espaço intervertebral L3-L4 ou L4-L5, limpar a área e inserir a agulha espinal no espaço subaracnoideu.
    4. **Colheita do LCR**: Colher o LCR em tubos esterilizados para análise.

Perguntas de revisão

Perguntas de escolha múltipla

1. **Qual é a principal utilização da ecografia no local de prestação de cuidados (POCUS)?**
    - A) Para efetuar análises sanguíneas de rotina
    - B) Para orientar a colocação de linhas intravenosas
    - C) Ajudar no diagnóstico e na gestão à cabeceira do doente
    - D) Substituir a RMN em todos os casos
    - **Responder**: C) Para ajudar no diagnóstico e na gestão à cabeceira do doente
2. **Qual é a técnica de biópsia mais adequada para obter uma amostra de tecido central?**
    - A) Aspiração com agulha fina
    - B) Biópsia por punção
    - C) Biopsia excisional
    - D) Biópsia incisional
    - **Resposta**: B) Biópsia de núcleo

Perguntas de verdadeiro ou falso

3. **Verdadeiro ou Falso**: A toracocentese pode ser efectuada para aliviar um pneumotórax de tensão.
    - **Resposta**: Verdadeiro
4. **Verdadeiro ou Falso**: A punção lombar é efectuada para avaliar os nervos periféricos.

- **Resposta**: Falso (Avalia o líquido cefalorraquidiano no sistema nervoso central).

Perguntas diretas

5. **Quais são as indicações para efetuar uma paracentese?**
   - **Resposta**: Avaliação de ascite, infeção ou hemorragia intra-abdominal.
6. **Descrever o posicionamento de um doente durante uma punção lombar.**
   - **Resposta**: O doente deve ser posicionado sentado ou deitado de lado, com os joelhos encostados ao peito.

Estudo de caso

Estudo de caso Cenário:

Um doente apresenta-se com dificuldade respiratória e suspeita de derrame pleural. O médico decide efetuar uma toracocentese.

Perguntas:

1. **Que medidas deve a equipa de saúde tomar para se preparar para o procedimento?**
   - **Responder**: Obter o consentimento informado, preparar equipamento esterilizado, posicionar o doente sentado na vertical e assegurar que a área é limpa e marcada para a inserção da agulha.
2. **Que complicações devem ser monitorizadas pelo médico após a toracocentese?**
   - **Responder**: Monitorizar a hemorragia, a infeção no local da punção, o pneumotórax e a dificuldade respiratória.

11.0 CAPÍTULO ONZE: INTERVENÇÕES DE EMERGÊNCIA E DE CUIDADOS INTENSIVOS

Objectivos de aprendizagem

No final deste capítulo, deverá ser capaz de:

1. Descrever o processo de intubação de sequência rápida e as estratégias para gerir a via aérea difícil.
2. Explicar os protocolos de suporte avançado de vida cardíaco (ACLS) e procedimentos cardíacos de emergência.
3. Discutir os princípios e aplicações da oxigenação por membrana extracorporal (ECMO) e do suporte hemodinâmico.

Introdução

As intervenções de emergência e de cuidados críticos são vitais no tratamento de condições de risco de vida. Este capítulo concentra-se na intubação de sequência rápida, suporte avançado de vida cardíaco e técnicas avançadas, como ECMO e suporte hemodinâmico, que são essenciais para a estabilização de pacientes em estado crítico.

Conceito geral do capítulo

Este capítulo fornece uma visão geral das intervenções críticas necessárias para situações de emergência. Compreender a intubação de sequência rápida, os protocolos de suporte avançado de vida cardíaco e técnicas como ECMO e suporte hemodinâmico é crucial para que os profissionais de saúde possam gerir eficazmente as emergências com risco de vida e melhorar os resultados dos doentes.

Intubação de sequência rápida e gestão da via aérea difícil

Intubação de sequência rápida (RSI)

- **Definição**: Uma técnica utilizada para fixar rapidamente a via aérea em doentes que estão em risco de aspiração ou que necessitam de intubação imediata.
- **Indicações**: Geralmente indicado em traumas, insuficiência respiratória e estado mental alterado.
- **Procedimento**:
    1. **Pré-oxigenação**: Administrar oxigénio de alto fluxo durante 3-5 minutos para maximizar as reservas de oxigénio.
    2. **Preparação**: Reunir o equipamento necessário, incluindo tubos endotraqueais, laringoscópio e aspiração.
    3. **Administração de medicamentos**: Administrar um sedativo de ação rápida (p. ex., etomidato, propofol) seguido de um bloqueador neuromuscular (p. ex., succinilcolina).
    4. **Intubação**: Efetuar a intubação utilizando uma técnica de visualização direta e confirmar a colocação do tubo através de auscultação, capnografia ou elevação do tórax.

Gestão da via aérea difícil

- **Identificação**: Reconhecer factores que possam indicar uma via aérea difícil (por exemplo, anomalias faciais, obesidade, história de intubação difícil).
- **Técnicas**:
  - **Dispositivos alternativos**: Utilização de dispositivos supraglóticos de vias aéreas (por exemplo, LMA) quando a intubação é difícil.
  - **Videolaringoscopia**: Utilizar dispositivos assistidos por vídeo para melhorar a visualização da via aérea.
  - **Cricotirotomia de emergência**: Efetuar uma via aérea cirúrgica se a intubação não for bem sucedida e o doente estiver em dificuldade respiratória.

Suporte Avançado de Vida Cardíaca (ACLS) e Procedimentos Cardíacos de Emergência

Suporte Avançado de Vida Cardíaca (ACLS)

- **Definição**: Um conjunto de orientações clínicas para a gestão da paragem cardíaca e de outras emergências cardiovasculares.
- **Componentes principais**:
  - **Suporte Básico de Vida (BLS)**: Iniciar compressões torácicas e desfibrilhação precoce para doentes em paragem cardíaca.
  - **Reconhecimento de ritmos**: Identificar e gerir arritmias (por exemplo, fibrilhação ventricular, assistolia).
  - **Administração de medicamentos**: Utilização de medicamentos como epinefrina, amiodarona e atropina, conforme indicado.

Procedimentos cardíacos de emergência

- **Desfibrilhação**: Administração de choques de alta energia para restaurar o ritmo cardíaco normal em casos de fibrilação ventricular (FV) ou taquicardia ventricular (TV) sem pulso.
- **Cardioversão**: Administração de choques sincronizados para taquiarritmias instáveis.
- **Gestão avançada das vias aéreas**: Assegurar a permeabilidade das vias aéreas durante os esforços de reanimação.

Oxigenação por membrana extracorporal (ECMO) e suporte hemodinâmico

Oxigenação por membrana extracorporal (ECMO)

- **Definição**: Uma técnica de suporte de vida que fornece suporte cardíaco e respiratório prolongado através da oxigenação do sangue fora do corpo.
- **Indicações**: Utilizado em doentes com insuficiência respiratória grave (por exemplo, SDRA) ou insuficiência cardíaca (por exemplo, choque cardiogénico).
- **Tipos de ECMO**:
    - **ECMO Venovenoso (VV)**: Utilizado principalmente para suporte respiratório.
    - **ECMO venoarterial (VA)**: Fornece suporte cardíaco e respiratório.

Suporte hemodinâmico

- **Definição**: Intervenções destinadas a manter o fluxo sanguíneo e a pressão adequados em doentes em estado crítico.
- **Técnicas comuns**:
    - **Agentes inotrópicos**: Medicamentos como a dobutamina ou a epinefrina para melhorar o débito cardíaco.
    - **Vasopressores**: Medicamentos como a norepinefrina para aumentar a resistência vascular sistémica e a pressão arterial.
    - **Reanimação com fluidos**: Administração de fluidos intravenosos para restaurar o volume intravascular em casos de choque.

Perguntas de revisão

Perguntas de escolha múltipla

1. **Qual é o principal objetivo da intubação de sequência rápida (ISR)?**
    - A) Para sedação
    - B) Para assegurar rapidamente a via aérea
    - C) Para garantir o conforto do doente
    - D) Para evitar a aspiração
    - **Responda**: B) Para fixar rapidamente a via aérea
2. **Qual é o principal objetivo da administração de epinefrina durante o ACLS?**
    - A) Para sedar o doente
    - B) Aumentar o ritmo cardíaco e a tensão arterial
    - C) Para desfibrilhar o coração
    - D) Para iniciar as compressões torácicas
    - **Resposta**: B) Aumentar o ritmo cardíaco e a tensão arterial

Perguntas de Verdadeiro ou Falso

3. **Verdadeiro ou falso**: A ECMO pode ser utilizada tanto para suporte respiratório como cardíaco.
    - **Resposta**: Verdadeiro
4. **Verdadeiro ou Falso**: O primeiro passo no ACLS é estabelecer o acesso intravenoso.
    - **Resposta**: Falso (O primeiro passo é iniciar o suporte básico de vida, incluindo compressões torácicas).

Perguntas diretas

5. **Enumere as etapas envolvidas no processo de intubação de sequência rápida (RSI).**
   - **Responda**: Pré-oxigenação, preparação do equipamento, administração de sedativos e bloqueadores neuromusculares, e intubação com confirmação da colocação do tubo.
6. **Quais são as indicações para efetuar uma cricotirotomia de emergência?**
   - **Resposta**: As indicações incluem tentativas de intubação sem sucesso e dificuldade respiratória, particularmente em casos de obstrução grave das vias aéreas.

Estudo de caso

Estudo de caso Cenário:

Um homem de 65 anos chega ao serviço de urgência com uma paragem cardíaca. As pessoas que o assistiram dizem que ele desmaiou depois de se queixar de dores no peito.

Perguntas:

1. **Que medidas imediatas deve a equipa de saúde tomar à chegada?**
   - **Resposta**: Iniciar o suporte básico de vida, começar as compressões torácicas e usar um desfibrilador externo automático (DEA) para analisar o ritmo.

2. **Se o ritmo inicial for fibrilhação ventricular (FV), qual é o passo seguinte no tratamento?**
    - **Resposta**: Administrar a desfibrilação e continuar a RCP durante 2 minutos antes de reavaliar o ritmo.

12.0 CAPÍTULO DOZE: SEGURANÇA DOS PROCEDIMENTOS E MELHORIA DA QUALIDADE

Objectivos de aprendizagem

No final deste capítulo, deverá ser capaz de:

1. Compreender os princípios da técnica asséptica e da prevenção de infecções.
2. Descrever a importância da formação baseada em simulação e da avaliação de competências na segurança dos procedimentos.
3. Explicar os processos envolvidos no controlo contínuo da qualidade e na melhoria do desempenho.

Introdução

Garantir a segurança dos procedimentos e a melhoria da qualidade é essencial em ambientes de cuidados de saúde para minimizar os riscos, melhorar os resultados para os doentes e manter elevados padrões de cuidados. Este capítulo discute as técnicas assépticas, o papel da simulação na formação e a importância das iniciativas de melhoria contínua da qualidade.

Conceito geral do capítulo

Este capítulo enfatiza os componentes críticos da segurança dos procedimentos nos cuidados de saúde, centrando-se na prevenção de infecções através de técnicas assépticas, nos benefícios da formação baseada em simulação e na necessidade de monitorização contínua da qualidade e melhoria do desempenho. Ao compreender estes conceitos, os profissionais de saúde podem melhorar a segurança dos doentes e a qualidade global dos cuidados de saúde.

Princípios da técnica asséptica e da prevenção de infecções

Técnica asséptica

- **Definição**: A técnica asséptica envolve métodos para evitar a contaminação por agentes patogénicos durante os procedimentos médicos.
- **Princípios fundamentais**:
  - **Higiene das mãos**: Lavar bem as mãos ou utilizar desinfectantes para as mãos à base de álcool antes e depois do contacto com os doentes e dos procedimentos.
  - **Equipamento de proteção individual (EPI)**: Utilizar EPI adequado (luvas, máscaras, batas) para criar uma barreira contra a infeção.
  - **Campo estéril**: Manter um ambiente estéril, utilizando instrumentos, campos e materiais estéreis. Apenas os artigos esterilizados devem tocar nos campos esterilizados.
  - **Minimizar os contaminantes transportados pelo ar**: Limitar o número de pessoas na área do procedimento e evitar movimentos desnecessários.

Prevenção de infecções

- **Estratégias**:

- **Vacinas**: Assegurar que os trabalhadores do sector da saúde são vacinados contra doenças infecciosas comuns.
- **Limpeza do ambiente**: Limpar e desinfetar regularmente as superfícies e o equipamento para reduzir o risco de infeção.
- **Monitorização e vigilância**: Implementar sistemas para controlar as taxas de infeção e identificar potenciais surtos.

Formação baseada em simulação e avaliação de competências

Formação baseada em simulação

- **Definição**: Um método de formação que utiliza cenários realistas para praticar competências e tomadas de decisão num ambiente seguro.
- **Benefícios**:
    - **Aprendizagem sem riscos**: Oferece oportunidades para praticar procedimentos sem risco para os pacientes.
    - **Refinamento de competências**: Permite aos profissionais aperfeiçoar as competências técnicas e melhorar o julgamento clínico.
    - **Trabalho de equipa e comunicação**: Melhora a colaboração e a comunicação entre as equipas de cuidados de saúde.

Avaliação de competências

- **Importância**: A avaliação regular das competências e dos conhecimentos é fundamental para garantir que o pessoal é competente na execução de procedimentos em segurança.

- **Métodos**:
    - **Observação direta**: Os supervisores observam o pessoal a efetuar procedimentos para avaliar a competência.
    - **Avaliações escritas**: Testes de conhecimento sobre protocolos, procedimentos e melhores práticas.
    - **Mecanismos de feedback**: Fornecer feedback construtivo para ajudar o pessoal a melhorar o seu desempenho.

Monitorização contínua da qualidade e melhoria do desempenho

Monitorização contínua da qualidade

- **Definição**: Um processo contínuo de medição e análise do desempenho para garantir o cumprimento das normas de qualidade.
- **Componentes**:
    - **Recolha de dados**: Recolher dados sobre os resultados dos doentes, as taxas de infeção e as complicações dos procedimentos.
    - **Avaliação comparativa**: Comparar os indicadores de desempenho com as normas estabelecidas ou as melhores práticas.
    - **Apresentação de relatórios**: Partilhar regularmente os resultados com a equipa de cuidados de saúde para promover a sensibilização e a responsabilização.

Melhoria do desempenho

- **Definição**: Esforços sistemáticos para melhorar os processos e os resultados em contextos de cuidados de saúde.
- **Estratégias**:
  - **Ciclo Planear-Fazer-Estudar-Agir (PDSA)**: Um quadro para testar mudanças na prática e avaliar o seu impacto.
    - **Planear**: Identificar uma área a melhorar e desenvolver um plano.
    - **Fazer**: Implementar o plano em pequena escala.
    - **Estudar**: Analisar os resultados e determinar a eficácia.
    - **Agir**: Decidir se a mudança deve ser adoptada, adaptada ou abandonada.
  - **Análise da causa principal**: Investigar incidentes para identificar as causas subjacentes e evitar a recorrência.

Perguntas de revisão

Perguntas de escolha múltipla

1. **Qual é o principal objetivo da técnica asséptica?**
    - A) Para garantir o conforto do doente
    - B) Para evitar a contaminação por agentes patogénicos
    - C) Para minimizar o tempo de procedimento
    - D) Para reduzir os custos
    - **Responda**: B) Para evitar a contaminação por agentes patogénicos
2. **Qual das seguintes é uma vantagem da formação baseada em simulação?**
    - A) Garante a segurança dos doentes.
    - B) Elimina a necessidade de supervisão.
    - C) Permite a prática de procedimentos sem riscos.
    - D) Reduz a necessidade de avaliações de competências.
    - **Responda**: C) Permite a prática de procedimentos sem riscos.

Perguntas de verdadeiro ou falso

3. **Verdadeiro ou falso**: A limpeza e desinfeção regulares das superfícies é uma estratégia fundamental na prevenção de infecções.
    - **Resposta**: Verdadeiro
4. **Verdadeiro ou falso**: O ciclo PDSA é um método de monitorização contínua da qualidade.

- **Resposta**: Falso (É um método para melhorar o desempenho).

Perguntas diretas

5. **Enumerar três princípios fundamentais da técnica asséptica.**
   - **Responder**: Higiene das mãos, utilização de equipamento de proteção individual (EPI) e manutenção de um campo esterilizado.
6. **Qual é o objetivo da análise da causa raiz nos cuidados de saúde?**
   - **Responder**: Investigar os incidentes para identificar as causas subjacentes e evitar que se repitam.

Estudo de caso

Cenário do estudo de caso:

Uma unidade de saúde regista um aumento de infecções do local cirúrgico (ISC) durante um período de três meses. A equipa de controlo de infecções é encarregada de investigar o problema.

Perguntas:

1. **Que medidas iniciais deve a equipa de controlo de infecções tomar para lidar com o aumento das ISC?**
   - **Resposta**: A equipa deve recolher dados sobre as taxas de infeção, rever os procedimentos cirúrgicos, avaliar o cumprimento das técnicas assépticas e analisar as práticas de limpeza ambiental.
2. **Depois de identificar as causas potenciais, que estratégia de melhoria da qualidade poderia ser implementada?**

- **Resposta**: A equipa pode implementar um ciclo Plano-Fazer-Estudo-Ação (PDSA) para testar intervenções como a formação reforçada em técnicas assépticas e uma maior monitorização do cumprimento.

13.0 CAPÍTULO TREZE: PUNÇÃO LOMBAR E ANÁLISE DO LCR

Objectivos de aprendizagem

No final desta secção, deverá ser capaz de

1. Descrever pormenorizadamente a técnica de punção lombar.
2. Explicar o processo de recolha e análise do líquido cefalorraquidiano (LCR).
3. Descrever os cuidados pós-procedimento e as estratégias de gestão das complicações.

Introdução

A punção lombar (PL) é um procedimento fundamental para a obtenção de líquido cefalorraquidiano (LCR) para fins diagnósticos e terapêuticos. A compreensão da técnica, a análise do LCR e os cuidados adequados após o procedimento são vitais para garantir a segurança do doente e resultados efectivos.

Conceito geral do capítulo

Este capítulo centra-se nos pormenores da realização de uma punção lombar, incluindo as indicações, a técnica de procedimento, a colheita e análise do LCR e os cuidados pós-procedimento. O domínio destes tópicos é essencial para os prestadores de cuidados de saúde envolvidos no diagnóstico e tratamento de doenças neurológicas.

Técnica de punção lombar

Indicações

- **Diagnóstico**: Avaliação de condições neurológicas, tais como:
    - Meningite
    - Esclerose múltipla
    - Hemorragia subaracnóidea
- **Terapêutica**: Administração de medicamentos ou anestesia espinal.

Preparação

1. **Avaliação do paciente**: Rever a história clínica e as contra-indicações (por exemplo, infeção no local da punção, aumento da pressão intracraniana).
2. **Consentimento informado**: Explicar o procedimento, os riscos e os benefícios ao doente e obter o seu consentimento por escrito.
3. **Equipamento**: Reunir os materiais necessários, incluindo:
    - Kit de punção lombar esterilizado (agulha espinal, tubos de recolha)
    - Solução anti-séptica
    - Campos e luvas esterilizados
    - Anestesia local (se necessário)

Etapas do procedimento

1. **Posicionamento**: Posicionar o doente em decúbito lateral, com os joelhos puxados para cima do peito, ou sentado com os braços apoiados numa mesa.
2. **Identificação de pontos de referência**: Localizar o interespaço L3-L4 ou L4-L5 através da palpação das cristas ilíacas.

3. **Técnica asséptica**: Efetuar a higiene das mãos e calçar luvas esterilizadas. Limpar o local da punção com uma solução anti-séptica.
4. **Inserção da agulha**:
    - Introduzir a agulha espinal através da pele e do tecido subcutâneo, avançando-a para o espaço epidural.
    - Confirme a entrada no espaço subaracnoide ao sentir uma sensação de "estalo", permitindo que o LCR flua.
5. **Colheita do LCR**: Colher o LCR em tubos estéreis, normalmente em 3-4 tubos separados para diferentes análises (por exemplo, microbiologia, citologia, química).
6. **Remoção da agulha**: Retirar a agulha, aplicar uma ligadura esterilizada no local da punção e assegurar que o doente está confortável.

Recolha e análise de CSF

Coleção CSF

- **Volume**: Normalmente, são colhidos 5-10 ml de LCR para análise, com variações consoante as necessidades clínicas.
- **Etiquetagem**: Rotular corretamente cada tubo com as informações do doente, a data e a hora da colheita.

SAnálise

- **Aspeto**: Avaliar a cor e a transparência do LCR (por exemplo, límpido, turvo, com sangue).
- **Testes laboratoriais**:

- **Contagem e diferencial de células**: Identifica o número e os tipos de células presentes (por exemplo, glóbulos brancos, glóbulos vermelhos).
- **Análises bioquímicas**: Mede a glicose, os níveis de proteína e o lactato para avaliar infecções ou outras condições.
- **Cultura microbiológica**: Faz uma cultura do LCR para identificar agentes infecciosos.
- **Testes imunológicos**: Testes para detetar anticorpos ou marcadores específicos relacionados com doenças como a esclerose múltipla.

Cuidados pós-procedimento e gestão de complicações

Cuidados pós-procedimento

1. **Monitorização**: Observar o doente para detetar quaisquer complicações imediatas, como dores de cabeça, dores nas costas ou sintomas neurológicos.
2. **Posicionamento**: Incentivar o doente a permanecer deitado durante um período de tempo (por exemplo, 1-2 horas) para minimizar o risco de cefaleias pós-punção lombar.
3. **Hidratação**: Incentivar a ingestão de líquidos para ajudar a repor qualquer perda de LCR e reduzir o risco de cefaleias.

Gestão de complicações

- **Cefaleia pós-punção lombar**: Complicação comum; gerir com hidratação, cafeína e analgésicos. Se for grave, considerar um penso de sangue epidural.
- **Infeção**: Monitorizar a presença de sinais de infeção no local da punção ou de sintomas sistémicos. Tratar imediatamente com antibióticos se houver suspeita de infeção.
- **Hemorragia**: Avaliar a existência de sinais de formação de hematoma ou de hematoma epidural espinal. Gerir com cuidados de suporte e, se necessário, intervenção cirúrgica.
- **Lesões nervosas**: Raros, mas possíveis; monitorizar os défices neurológicos e consultar especialistas, se necessário.

Perguntas de revisão

Perguntas de escolha múltipla

1. **Qual é a principal indicação para uma punção lombar?**
    - A) Colheita de amostras de sangue
    - B) Colheita de líquido cefalorraquidiano para fins de diagnóstico
    - C) Administração de fluidos intravenosos
    - D) Controlo da dor
    - **Resposta**: B) Colheita de líquido cefalorraquidiano para fins de diagnóstico
2. **Qual é a posição recomendada para um doente submetido a uma punção lombar?**
    - A) Supino com as pernas estendidas
    - B) Decúbito lateral com os joelhos levantados
    - C) Sentar-se direito com os braços estendidos
    - D) Posição prona
    - **Resposta**: B) Decúbito lateral com os joelhos levantados

Perguntas de Verdadeiro ou Falso

3. **Verdadeiro ou Falso**: O LCR deve ser colhido num único tubo para todas as análises laboratoriais.
    - **Resposta**: Falso (o LCR é recolhido em vários tubos para diferentes análises).
4. **Verdadeiro ou falso**: As cefaleias pós-punção lombar são uma complicação comum que pode ser tratada com hidratação e analgésicos.

- **Resposta**: Verdadeiro

Perguntas diretas

5. **Enumerar os passos envolvidos na realização de uma punção lombar.**
    - **Responder**: Posicionamento do doente, identificação de pontos de referência, utilização de técnica asséptica, inserção da agulha, recolha do LCR e remoção da agulha.
6. **Quais são as estratégias de tratamento iniciais para uma cefaleia pós-punção lombar?**
    - **Resposta**: Hidratação, cafeína, analgésicos e, se for grave, um penso de sangue epidural.

Estudo de caso

Estudo de caso Cenário:

Um doente de 30 anos apresenta sintomas de meningite. É efectuada uma punção lombar e a análise do LCR mostra um aspeto turvo, glóbulos brancos elevados e níveis baixos de glicose.

Perguntas:

1. **O que é que os resultados do LCR sugerem?**
    - **Resposta**: Os resultados sugerem uma possível meningite bacteriana, uma vez que o aspeto turvo, a contagem elevada de glóbulos brancos e os níveis baixos de glucose são indicativos de uma infeção.
2. **Quais são os próximos passos no tratamento deste doente?**
    - **Resposta**: Iniciar uma terapia antibiótica empírica, considerar a realização de mais estudos imagiológicos, se

indicado, e monitorizar o doente de perto para detetar qualquer deterioração do estado neurológico.

14.0 CAPÍTULO CATORZE: ASPIRAÇÃO E INJECÇÃO NAS ARTICULAÇÕES

Objectivos de aprendizagem

No final deste capítulo, deverá ser capaz de:

1. Descrever as técnicas de aspiração e injeção nas articulações do joelho, ombro e outras articulações.
2. Explicar a importância da técnica de esterilização durante os procedimentos articulares.
3. Interpretar os resultados da análise do líquido sinovial.

Introdução

A aspiração e a injeção das articulações são procedimentos importantes na gestão das doenças das articulações. Estas técnicas permitem intervenções diagnósticas e terapêuticas em doenças como a artrite, a bursite e os derrames articulares. Compreender a técnica correta e a interpretação da análise do líquido sinovial é essencial para um tratamento eficaz e para os resultados dos doentes.

Conceito geral do capítulo

Este capítulo foca os procedimentos envolvidos na aspiração e injeção articular, com ênfase no joelho e no ombro. Discute a importância de manter uma técnica estéril, os passos envolvidos nos procedimentos e como interpretar a análise do líquido sinovial para orientar a tomada de decisões clínicas.

Técnicas de aspiração articular e de injeção

Indicações para a aspiração de articulações

- **Diagnóstico**: Para obter líquido sinovial para análise para diagnosticar doenças como:
    - Artrite séptica
    - Gota ou pseudogota
    - Hemartrose
- **Terapêutico**: Para aliviar a dor e a pressão:
    - Remoção do excesso de líquido
    - Administração de corticosteróides ou ácido hialurónico

Procedimentos comuns nas articulações

1. **Aspiração e injeção do joelho**:
    - **Posicionamento**: O doente está sentado ou deitado em decúbito dorsal com o joelho ligeiramente fletido.
    - **Identificação de pontos de referência**: Localizar a bolsa suprapatelar e o tendão patelar.
    - **Técnica**: Introduzir uma agulha esterilizada no espaço articular, aspirar o líquido e injetar medicação, se indicado.

2. **Aspiração e injeção do ombro**:
    - **Posicionamento**: O doente está sentado ou deitado com o braço ao lado do corpo.
    - **Identificação de pontos de referência**: Localizar a articulação gleno-umeral palpando o acrómio e o tubérculo maior.
    - **Técnica**: Introduzir a agulha posterior e medialmente no espaço articular, aspirar o líquido e injetar o medicamento.

3. **Outros procedimentos conjuntos**:
   - Os procedimentos para outras articulações, como a anca, o tornozelo e o cotovelo, seguem princípios semelhantes de posicionamento e identificação de pontos de referência.

Técnica estéril para procedimentos articulares

- **Importância**: A manutenção de uma técnica estéril é fundamental para evitar infecções durante a aspiração e injeção de articulações.
- **Passos**:
  1. **Higiene das mãos**: Lavar bem as mãos ou utilizar um desinfetante para as mãos à base de álcool.
  2. **Equipamento de proteção individual (EPI)**: Usar luvas esterilizadas e uma máscara.
  3. **Preparação do local**: Limpar a pele com uma solução anti-séptica (por exemplo, clorhexidina).
  4. **Utilização de equipamento esterilizado**: Assegurar que todos os instrumentos e materiais estão esterilizados antes de serem utilizados.

Interpretação da análise do líquido sinovial

Colheita de líquido sinovial

- **Volume**: Normalmente, 5-10 mL são suficientes para a análise.
- **Rotulagem**: Rotular a amostra com informações sobre o doente, a data e a hora.

Análise do líquido sinovial

- **Aspeto**: Avaliar a cor e a transparência (por exemplo, límpido, turvo, com sangue).
- **Testes laboratoriais**:
  - **Contagem e diferencial de células**: Determina o número e os tipos de células (por exemplo, leucócitos, eritrócitos).
  - **Análise bioquímica**: Mede a glucose, os níveis de proteínas e o lactato.
  - **Cultura microbiológica**: Identifica agentes infecciosos se houver suspeita de infeção.
  - **Cristalografia**: Detecta cristais para o diagnóstico de gota ou pseudogota.

Perguntas de revisão

Perguntas de escolha múltipla

1. **Qual é a principal indicação para a aspiração das articulações?**
    - A) Para efetuar uma cirurgia
    - B) Para obter líquido sinovial para análise
    - C) Para reforçar a articulação
    - D) Para aumentar o fluxo sanguíneo
    - **Resposta**: B) Para obter líquido sinovial para análise
2. **Que articulação é habitualmente aspirada para fins diagnósticos e terapêuticos?**
    - A) Pulso
    - B) Cotovelo
    - C) Joelho
    - D) Tornozelo
    - **Responda**: C) Joelho

Perguntas de verdadeiro ou falso

3. **Verdadeiro ou Falso**: Não é necessária uma técnica asséptica durante os procedimentos de aspiração articular.
    - **Resposta**: Falso (A técnica asséptica é essencial para prevenir infecções).
4. **Verdadeiro ou falso**: A análise do líquido sinovial pode ajudar a diagnosticar doenças como a gota e a artrite séptica.
    - **Resposta**: Verdadeiro

Perguntas diretas

5. **Quais são os passos envolvidos na realização da aspiração articular do joelho?**
    - **Responder**: Posicionar o doente, identificar os pontos de referência, utilizar uma técnica asséptica, inserir a agulha no espaço articular, aspirar o líquido e injetar medicação, se necessário.
6. **Quais são os principais componentes avaliados na análise do líquido sinovial?**
    - **Resposta**: Aspeto, contagem de células e diferencial, análise bioquímica, cultura microbiológica e cristalografia.

Estudo de caso

Estudo de caso Cenário:

Um doente de 50 anos apresenta-se com inchaço e dor no joelho. É efectuada uma aspiração articular e o líquido aparece turvo com uma contagem elevada de glóbulos brancos.

Perguntas:

1. **O que é que o aspeto e a análise do fluido sugerem?**
    - **Resposta**: O aspeto turvo e a contagem elevada de glóbulos brancos sugerem um processo inflamatório, possivelmente devido a artrite séptica ou gota.
2. **Quais devem ser os passos seguintes no tratamento deste doente?**
    - **Resposta**: Iniciar análises laboratoriais adicionais (por exemplo, culturas e exame de cristais), iniciar antibioterapia empírica se houver suspeita de infeção e

considerar a administração de corticosteróides, se indicado.

15.0 CAPÍTULO QUINZE: PROCEDIMENTOS OBSTÉTRICOS AVANÇADOS

Objectivos de aprendizagem

No final deste capítulo, deverá ser capaz de:

1. Descrever as técnicas e as indicações da versão cefálica externa (VCE).
2. Explicar o procedimento e o objetivo da amniocentese.
3. Descrever as estratégias de gestão da hemorragia pós-parto.

Introdução

Os procedimentos obstétricos avançados desempenham um papel crucial na gestão de situações complexas durante a gravidez e o parto. Técnicas como a versão cefálica externa e a amniocentese podem melhorar os resultados tanto para a mãe como para o bebé. Além disso, a gestão eficaz da hemorragia pós-parto é vital para a segurança materna. Este capítulo explorará esses procedimentos avançados, enfatizando suas indicações, técnicas e estratégias de manejo.

Conceito geral do capítulo

Este capítulo centra-se em três procedimentos obstétricos avançados fundamentais: versão cefálica externa, amniocentese e o tratamento da hemorragia pós-parto. A compreensão desses procedimentos permitirá que os profissionais de saúde melhorem os resultados maternos e neonatais em situações desafiadoras.

Versão Cefálica Externa (VCE)

Definição e indicações

- **Definição**: O ECV é um procedimento utilizado para virar o feto de uma posição pélvica ou transversal para uma posição cefálica (cabeça para baixo) antes do parto.
- **Indicações**:
    - Persistência da apresentação pélvica após as 36 semanas de gestação.
    - Mentira transversal.
    - Desejo de ter um parto vaginal.

Etapas do procedimento

1. **Preparação do doente**: Obter o consentimento informado e explicar o procedimento.
2. **Monitorização**: Monitorização contínua da frequência cardíaca fetal para avaliar o bem-estar do feto.
3. **Posicionamento**: Posicionar o doente numa posição supina confortável com uma ligeira inclinação lateral.
4. **Técnica**:
    - Utilizar uma pressão suave e controlada sobre a cabeça e as nádegas do feto para o rodar.
    - Aplique pressão no abdómen para guiar o bebé para a posição desejada.
5. **Cuidados pós-procedimento**: Monitorizar a frequência cardíaca fetal e o estado materno para detetar quaisquer sinais de complicações (por exemplo, rutura uterina, sofrimento fetal).

Amniocentese

Definição e objetivo

- **Definição**: A amniocentese é um procedimento em que uma agulha é inserida no saco amniótico para obter líquido amniótico para fins de diagnóstico.
- **Objetivo**:
  - Testes genéticos (por exemplo, anomalias cromossómicas).
  - Avaliação da maturidade pulmonar fetal.
  - Avaliação de infecções fetais.

Etapas do procedimento

1. **Preparação do doente**: Obter o consentimento informado e explicar os riscos e benefícios.
2. **Orientação por ultrassom**: Realizar ultrassom para visualizar o feto e a placenta para uma colocação segura da agulha.
3. **Técnica**:
   - Limpar o abdómen com uma solução anti-séptica.
   - Introduzir uma agulha esterilizada através da parede abdominal até ao saco amniótico.
   - Aspirar uma pequena quantidade de líquido amniótico (normalmente 15-20 ml).
4. **Cuidados pós-procedimento**: Monitorizar a ocorrência de complicações, como a fuga de líquido amniótico, infeção ou sofrimento fetal.

Tratamento da hemorragia pós-parto

Definição e causas

- **Definição**: A hemorragia pós-parto (HPP) é definida como uma perda de sangue superior a 500 ml após um parto vaginal ou 1000 ml após um parto por cesariana.
- **Causas**:
  - Atonia uterina (mais comum).
  - Retenção de tecido placentário.
  - Traumatismos do trato genital.
  - Distúrbios da coagulação.

Estratégias de gestão

1. **Acções imediatas**:
   - Avaliar os sinais vitais do doente e estimar a perda de sangue.
   - Iniciar o acesso intravenoso e administrar fluidos e produtos sanguíneos conforme necessário.
2. **Medicamentos**:
   - Administrar uterotónicos (por exemplo, oxitocina, metilergometrina) para promover a contração uterina.
3. **Intervenções mecânicas**:
   - Massajar o fundo do útero para estimular a contração uterina.
   - Considerar compressão bimanual ou tamponamento uterino, se necessário.
4. **Intervenções cirúrgicas**:

- Preparar a intervenção cirúrgica (por exemplo, embolização da artéria uterina ou histerectomia) se as medidas conservadoras falharem.

Perguntas de revisão

Perguntas de escolha múltipla

1. **Qual é a principal indicação para efetuar uma versão cefálica externa?**
    - A) Hipertensão materna
    - B) Apresentação pélvica
    - C) Sofrimento fetal
    - D) Gestação múltipla
    - **Resposta**: B) Apresentação pélvica
2. **Qual é o principal objetivo da amniocentese?**
    - A) Para induzir o parto
    - B) Para avaliar a maturidade fetal
    - C) Para efetuar uma cesariana
    - D) Para aliviar a dor materna
    - **Resposta**: B) Para avaliar a maturidade fetal

Perguntas de verdadeiro ou falso

3. **Verdadeiro ou falso**: A hemorragia pós-parto é definida como uma perda de sangue superior a 500 ml após qualquer parto.
    - **Resposta**: Verdadeiro
4. **Verdadeiro ou falso**: O ECV é efectuado apenas no segundo trimestre de gravidez.
    - **Resposta**: Falso (o ECV é normalmente efectuado após as 36 semanas de gestação).

Perguntas diretas

5. **Enumerar os passos envolvidos na realização de uma versão cefálica externa.**
    - **Responder**: Obter o consentimento informado, monitorizar a frequência cardíaca fetal, posicionar a paciente, aplicar pressão controlada para rodar o feto e monitorizar o pós-procedimento.
6. **Quais são as causas mais comuns de hemorragia pós-parto?**
    - **Resposta**: Atonia uterina, retenção de tecido placentário, traumatismo do trato genital e distúrbios de coagulação.

Estudo de caso

Estudo de caso Cenário:

Uma mulher de 35 anos, com 37 semanas de gestação, apresenta um feto pélvico. Ela está interessada em tentar um parto vaginal.

Perguntas:

1. **Que procedimento recomendaria para este doente e quais são as considerações a ter em conta?**
    - **Resposta**: Recomendar a versão cefálica externa (VCE) se não houver contra-indicações. Considerar a monitorização da frequência cardíaca fetal e do estado materno durante todo o procedimento.
2. **Se a versão cefálica externa não for bem sucedida, quais são os passos seguintes?**
    - **Resposta**: Discutir a opção de um parto por cesariana planeado e assegurar que a paciente compreende os riscos e benefícios de ambas as opções.

16.0 CAPÍTULO DEZASSEIS: REANIMAÇÃO NEONATAL E CUIDADOS AVANÇADOS

Objectivos de aprendizagem

No final deste capítulo, deverá ser capaz de:

1. Descrever os algoritmos do programa de reanimação neonatal (NRP) e a sua aplicação.
2. Explicar o procedimento de colocação do cateter umbilical em recém-nascidos.
3. Descrever as estratégias de gestão da angústia respiratória neonatal.

Introdução

A reanimação neonatal é fundamental para garantir a sobrevivência e a saúde dos recém-nascidos que apresentam dificuldades à nascença. O Programa de Reanimação Neonatal (PNR) fornece aos prestadores de cuidados de saúde diretrizes e algoritmos para gerir eficazmente estas emergências. Além disso, compreender a colocação do cateter umbilical e o manejo do desconforto respiratório neonatal é essencial para fornecer cuidados avançados no ambiente neonatal. Este capítulo abordará esses tópicos vitais.

Conceito geral do capítulo

Este capítulo centra-se em três áreas-chave nos cuidados neonatais: os algoritmos NRP para reanimação, o procedimento para colocação de linha umbilical e estratégias para gerir a dificuldade respiratória em recém-nascidos. O domínio destes conceitos é essencial para os profissionais de saúde que trabalham em obstetrícia e cuidados pediátricos.

Algoritmos do Programa de Reanimação Neonatal (NRP)

Visão geral

- **Objetivo**: O objetivo do PNR é estabelecer uma abordagem clara e eficaz para a reanimação de recém-nascidos que necessitam de assistência à nascença.
- **Componentes principais**:
  - Avaliação do estado do recém-nascido.
  - Intervenção imediata com base na gravidade do sofrimento.

Algoritmos NRP

1. **Avaliação inicial**:
   - Avaliar as vias aéreas, a respiração e a circulação do recém-nascido.
   - Determinar a necessidade de reanimação com base na frequência cardíaca, esforço respiratório e cor.
2. **Passos básicos de reanimação**:
   - **Calor**: Proporcionar um ambiente quente para evitar a hipotermia.
   - **Vias respiratórias**: Desobstruir as vias respiratórias através de aspiração, se necessário.
   - **Respiração**: Fornecer ventilação com pressão positiva se o recém-nascido não estiver a respirar eficazmente.

- **Circulação**: Iniciar compressões torácicas se a frequência cardíaca for inferior a 60 batimentos por minuto após uma ventilação eficaz.

3. **Reanimação avançada**:
   - Administrar medicamentos (por exemplo, epinefrina) se a frequência cardíaca se mantiver baixa apesar dos esforços de reanimação.
   - Considerar a gestão avançada das vias aéreas, se necessário.

Colocação da linha umbilical

Objetivo

- A colocação do cateter umbilical é um procedimento crítico para fornecer acesso à circulação neonatal para administração de medicamentos e ressuscitação de fluidos.

Indicações

- Necessidade de acesso intravenoso em recém-nascidos gravemente doentes.
- Administração de medicamentos, fluidos ou produtos sanguíneos.

Etapas do procedimento

1. **Preparação**:
   - Obter o consentimento informado e preparar o equipamento esterilizado.
   - Posicionar o recém-nascido de forma adequada e assegurar um ambiente quente.

2. **Técnica de inserção**:
   - Identificar o cordão umbilical e limpar a área com antissético.
   - Introduzir um cateter esterilizado (cateter da veia umbilical para acesso venoso ou cateter da artéria umbilical para monitorização arterial).
   - Avançar o cateter até à profundidade adequada (normalmente 3-5 cm para veias e 1-2 cm para artérias).
3. **Cuidados pós-procedimento**:
   - Fixar o cateter e confirmar a colocação com ultra-sons ou por aspiração de sangue.
   - Monitorizar o aparecimento de complicações, como infeção ou trombose.

Tratamento da angústia respiratória neonatal

Causas comuns

- **Taquipneia transitória do recém-nascido (TTN)**: Frequentemente devido à retenção de líquido nos pulmões.
- **Síndrome do desconforto respiratório (SDR)**: Comum em bebés prematuros devido à deficiência de surfactante.
- **Síndrome de Aspiração de Mecónio**: Ocorre quando o mecónio está presente no líquido amniótico.

Estratégias de gestão

1. **Avaliação inicial**:
   - Avaliar a frequência respiratória, o esforço e a saturação de oxigénio.

- Avaliar os sinais de dificuldade respiratória (por exemplo, grunhidos, retracções, cianose).

2. **Cuidados de apoio**:
   - Fornecer oxigénio suplementar para manter uma saturação de oxigénio adequada.
   - Utilizar pressão positiva contínua nas vias respiratórias (CPAP), se indicado.
3. **Tratamentos específicos**:
   - Administrar terapia com surfactante para a SDR.
   - Considerar a intubação e a ventilação mecânica nos casos graves.
4. **Controlo**:
   - Monitorizar continuamente os sinais vitais e o estado respiratório para orientar o tratamento posterior.

Perguntas de revisão

Perguntas de escolha múltipla

1. **Qual é o principal objetivo dos algoritmos do PNR?**
   - A) Diagnosticar as afecções neonatais
   - B) Fornecer diretrizes para uma reanimação neonatal eficaz
   - C) Estabelecer protocolos de alimentação
   - D) Para avaliar as etapas do desenvolvimento
   - **Responder**: B) Fornecer diretrizes para uma reanimação neonatal eficaz

2. **Qual é uma indicação comum para a colocação de um cateter umbilical em recém-nascidos?**
    - A) Imunizações de rotina
    - B) Administração de medicamentos e reanimação com fluidos
    - C) Alimentação
    - D) Regulação da temperatura
    - **Resposta**: B) Administração de medicamentos e reanimação com fluidos

Perguntas de verdadeiro ou falso

3. **Verdadeiro ou falso**: As compressões torácicas são iniciadas se a frequência cardíaca for inferior a 60 batimentos por minuto durante a reanimação neonatal.
    - **Resposta**: Verdadeiro
4. **Verdadeiro ou Falso**: A terapia com surfactante é usada para tratar a Taquipneia Transitória do Recém-Nascido (TTN).
    - **Resposta**: Falso (A terapia com surfactante é usada para a Síndrome do Desconforto Respiratório (SDR)).

Perguntas diretas

5. **Enumerar os passos básicos envolvidos no algoritmo NRP para reanimação.**
    - **Responder**: Avaliar o recém-nascido, fornecer calor, desobstruir as vias aéreas, ajudar na respiração e iniciar compressões torácicas, se necessário.
6. **Quais são os principais sinais de dificuldade respiratória num recém-nascido?**

- **Resposta**: Aumento da frequência respiratória, grunhidos, retracções, dilatação nasal e cianose.

Estudo de caso

Cenário de estudo de caso:

Um recém-nascido é entregue e apresenta sinais de dificuldade respiratória, incluindo grunhidos e retracções. A frequência cardíaca é de 120 bpm e a saturação de oxigénio é de 85%.

Perguntas:

1. **Que medidas imediatas devem ser tomadas em relação a este recém-nascido?**
   - **Resposta**: Fornecer calor, desobstruir as vias respiratórias, se necessário, e administrar oxigénio suplementar para melhorar a saturação de oxigénio.
2. **Se a dificuldade respiratória persistir, que outras intervenções poderão ser indicadas?**
   - **Resposta**: Considerar a terapia com CPAP, avaliar a necessidade de terapia com surfactante se houver suspeita de SDR e monitorizar atentamente qualquer deterioração do estado respiratório.

17.0 CAPÍTULO DEZASSETE: PROCEDIMENTOS PEDIÁTRICOS DE SUPORTE AVANÇADO DE VIDA

Objectivos de aprendizagem

No final deste capítulo, deverá ser capaz de:

1. Descrever as técnicas pediátricas de gestão das vias aéreas.
2. Explicar o procedimento de colocação de cateteres intra-ósseos em crianças.
3. Descrever os protocolos de cardioversão e desfibrilhação pediátrica.

Introdução

Os procedimentos de Suporte Avançado de Vida Pediátrico (PALS) são cruciais para gerir situações críticas em crianças. O manejo eficaz das vias aéreas, o estabelecimento de acesso intraósseo e o uso apropriado de cardioversão e desfibrilação são habilidades essenciais para os profissionais de saúde envolvidos em emergências pediátricas. Este capítulo irá detalhar esses procedimentos vitais para melhorar sua compreensão e eficácia no atendimento de emergência para crianças.

Conceito geral do capítulo

Este capítulo concentra-se em três áreas críticas do suporte avançado de vida pediátrico: manejo das vias aéreas, colocação de cateter intraósseo e os protocolos para cardioversão e desfibrilação. O domínio destes procedimentos é essencial para os prestadores de cuidados de saúde que respondem a emergências pediátricas e têm como objetivo melhorar os resultados dos jovens doentes.

Gestão Pediátrica das Vias Aéreas

Importância

- O controlo das vias aéreas em doentes pediátricos é vital para garantir uma oxigenação e ventilação adequadas, especialmente em situações de emergência.

Técnicas

1. **Avaliação**:
    - Avaliar a permeabilidade das vias aéreas.
    - Procurar sinais de obstrução (por exemplo, estridor, pieira).
2. **Manobras básicas das vias aéreas**:
    - **Inclinação da cabeça e elevação da cintura**: Utilizado para doentes sem suspeita de lesões da coluna cervical.
    - **Manobra de empurrar a mandíbula**: Recomendada para pacientes com potencial lesão da coluna cervical.
3. **Adjuvantes das vias respiratórias**:
    - **Via aérea orofaríngea**: Utilizada em doentes não reactivos sem reflexo de vómito.
    - **Via aérea nasofaríngea**: Adequada para doentes conscientes; evitar em caso de suspeita de traumatismo craniano.
4. **Gestão avançada das vias aéreas**:
    - **Intubação endotraqueal**: Indicada em casos de insuficiência respiratória ou incapacidade de manter a via aérea.

- **Dispositivos de via aérea supraglótica**: Alternativa para assegurar a via aérea quando a intubação é difícil.

Colocação de linha intra-óssea

Objetivo

- A colocação de um cateter intraósseo (IO) permite um acesso rápido ao sistema vascular, especialmente em situações de emergência em que o acesso intravenoso é difícil.

Indicações

- Paragem cardíaca, desidratação grave ou choque quando não é possível estabelecer um acesso intravenoso.

Etapas do procedimento

1. **Preparação**:
    - Assegurar que a criança está numa posição segura e reunir o equipamento necessário (agulha IO, anti-sético, seringa).
2. **Seleção do local**:
    - Os locais mais comuns incluem a tíbia proximal, o fémur distal e a crista ilíaca.
3. **Técnica de inserção**:
    - Limpar a pele com um antissético.
    - Estabilizar o osso e inserir a agulha IO num ângulo de 90 graus.
    - Avançar até que a agulha esteja corretamente colocada na cavidade medular.
4. **Confirmação**:

- Aspirar para obter medula óssea ou sangue, confirmando a colocação.
- Fixar a linha IO e começar a administrar fluidos ou medicamentos.

Cardioversão e desfibrilhação pediátrica

Visão geral

- A cardioversão e a desfibrilhação são intervenções críticas para o controlo de arritmias potencialmente fatais em doentes pediátricos.

Indicações

- **Cardioversão**: Utilizada para arritmias instáveis (por exemplo, fibrilhação auricular, taquicardia ventricular com pulso).
- **Desfibrilhação**: Indicada para fibrilhação ventricular e taquicardia ventricular sem pulso.

Protocolos

1. **Preparação**:
    - Assegurar o controlo da criança e, se possível, estabelecer um acesso intravenoso.
    - Selecionar almofadas ou pás adequadas em função do peso da criança.
2. **Cardioversão**:
    - Sincronizar o desfibrilhador com a onda R do ECG.
    - Administrar doses de energia adequadas (por exemplo, 0,5-1 J/kg para o primeiro choque e 2 J/kg para os choques subsequentes).

3. **Desfibrilhação**:
   - Administrar choques sem sincronização para ritmos sem pulso.
   - Utilizar níveis de energia mais elevados (por exemplo, 2-4 J/kg para o primeiro choque, aumentando conforme necessário).

4. **Cuidados pós-procedimento**:
   - Monitorizar atentamente o doente para detetar o regresso da circulação espontânea (ROSC) e sinais de complicações.

Perguntas de revisão

Perguntas de escolha múltipla

1. **Qual é o principal objetivo da colocação de um cateter intraósseo em emergências pediátricas?**
    - A) Administrar medicamentos orais
    - B) Para proporcionar um acesso vascular rápido
    - C) Para controlar a tensão arterial
    - D) Para efetuar um exame físico
    - **Responda**: B) Para proporcionar um acesso vascular rápido
2. **Em que situação é que faria uma cardioversão em vez de uma desfibrilhação?**
    - A) Fibrilhação ventricular
    - B) Taquicardia ventricular sem pulso
    - C) Fibrilhação auricular instável
    - D) Assistolia
    - **Responda**: C) Fibrilhação auricular instável

Perguntas de Verdadeiro ou Falso

3. **Verdadeiro ou Falso**: A intubação endotraqueal é o método preferido de controlo das vias aéreas em todas as emergências pediátricas.
    - **Responda**: Falso (A entubação endotraqueal é indicada apenas quando necessária; os dispositivos supraglóticos das vias aéreas podem ser utilizados como alternativas).

4. **Verdadeiro ou Falso**: A desfibrilação deve ser sincronizada com a onda R em casos de fibrilação ventricular.
   - **Responda**: Falso (A desfibrilhação em fibrilhação ventricular é dessincronizada).

Perguntas diretas

5. **Enumerar as etapas envolvidas na colocação de um cateter intraósseo.**
   - **Responder**: Preparar o equipamento, selecionar o local de inserção, limpar a área, inserir a agulha IO num ângulo de 90 graus, confirmar a colocação através de aspiração e fixar a linha.
6. **Quais são as indicações para efetuar a cardioversão pediátrica?**
   - **Resposta**: Arritmias instáveis, como fibrilhação auricular ou taquicardia ventricular com pulso.

Estudo de caso

Estudo de caso Cenário:

Uma criança de 5 anos apresenta-se em paragem cardíaca sem pulso palpável. O ritmo no monitor mostra fibrilhação ventricular.

Perguntas:

1. **Qual é a intervenção imediata para esta criança?**
   - **Resposta**: Efetuar a desfibrilhação imediata sem sincronização.

2. **Após o primeiro choque, a criança permanece em fibrilhação ventricular. Quais devem ser os passos seguintes?**
   - **Resposta**: Continuar a RCP durante 2 minutos, reavaliar o ritmo e administrar um segundo choque se ainda estiver em fibrilhação ventricular, utilizando o nível de energia adequado.

18. CAPÍTULO DEZOITO: ASSISTÊNCIA E GESTÃO DA ENDOSCOPIA

Objectivos de aprendizagem

No final deste capítulo, deverá ser capaz de:

1. Descrever as funções e responsabilidades na assistência à endoscopia gastrointestinal (GI) superior e inferior e à broncoscopia.
2. Descrever os requisitos de monitorização pós-procedimento para os doentes submetidos a procedimentos endoscópicos.
3. Reconhecer potenciais complicações e estratégias de gestão adequadas relacionadas com a endoscopia.

Introdução

A endoscopia é uma ferramenta diagnóstica e terapêutica vital na medicina moderna, permitindo a visualização direta dos órgãos internos. Este capítulo centra-se na assistência prestada durante a endoscopia gastrointestinal superior e inferior e a broncoscopia, bem como na monitorização pós-procedimento necessária para garantir a segurança do doente e resolver complicações. A compreensão destes procedimentos é essencial para os profissionais de saúde envolvidos em gastroenterologia e medicina pulmonar.

Conceito geral do capítulo

Este capítulo abrange três áreas principais: assistência à endoscopia gastrointestinal superior e inferior, assistência à broncoscopia e os protocolos de monitorização pós-procedimento. O domínio destes tópicos é essencial para que os prestadores de cuidados de saúde apoiem eficazmente os procedimentos endoscópicos e garantam a segurança dos doentes.

Assistência à endoscopia gastrointestinal superior e inferior

Endoscopia digestiva alta (EGD)

- **Objetivo**: Visualizar o esófago, o estômago e o duodeno para fins diagnósticos e terapêuticos.
- **Responsabilidades de assistência**:
    1. **Preparação**: Assegurar que o doente está devidamente preparado, incluindo o jejum e a obtenção do consentimento informado.
    2. **Preparação do equipamento**: Preparar o endoscópio e os instrumentos necessários, assegurando que todo o equipamento está a funcionar.
    3. **Monitorização do doente**: Monitorizar continuamente os sinais vitais e os níveis de conforto durante o procedimento.
    4. **Recolha de espécimes**: Ajudar na recolha de biópsias ou outros espécimes de acordo com as instruções do médico.

Endoscopia digestiva baixa (colonoscopia)

- **Objetivo**: Examinar o cólon e o reto para detetar doenças como pólipos, tumores e doença inflamatória intestinal.
- **Responsabilidades de assistência**:
    1. **Preparação**: Confirmar que o doente seguiu os protocolos de preparação intestinal e obteve o seu consentimento.
    2. **Instalação do equipamento**: Assegurar o funcionamento correto do colonoscópio e dos instrumentos relacionados.
    3. **Apoio ao doente**: Fornecer apoio emocional e abordar quaisquer preocupações que o doente possa ter antes e durante o procedimento.
    4. **Manuseamento de amostras**: Ajudar na recolha de amostras de tecidos e assegurar a rotulagem e documentação adequadas.

Assistência à broncoscopia

Objetivo

- Para visualizar as vias respiratórias e os pulmões para fins de diagnóstico, como a avaliação de infecções, tumores ou corpos estranhos.

Responsabilidades de assistência

1. **Preparação**: Confirmar a identificação do paciente, o consentimento e a adesão aos protocolos de jejum.
2. **Preparação do equipamento**: Preparar o broncoscópio e assegurar que todo o equipamento e medicamentos necessários (por exemplo, sedativos, anestésicos) estão disponíveis.

3. **Monitorização**: Monitorizar continuamente os sinais vitais e a saturação de oxigénio do doente durante o procedimento.
4. **Cuidados pós-procedimento**: Ajudar na recuperação, monitorizando qualquer dificuldade respiratória ou complicações.

Monitorização pós-procedimento

Importância

- A monitorização após procedimentos endoscópicos é crucial para identificar complicações e garantir a segurança dos doentes.

Protocolos de controlo

1. **Sinais vitais**: Avaliar regularmente a pressão arterial, a frequência cardíaca, a frequência respiratória e a saturação de oxigénio.
2. **Avaliação da recuperação**: Monitorizar o doente para detetar sinais de complicações, tais como:
    - Hemorragia (especialmente após endoscopia gastrointestinal)
    - Dificuldade respiratória (após broncoscopia)
    - Hipóxia

3. **Controlo da dor**: Avaliar e gerir qualquer desconforto ou dor que o doente possa sentir após o procedimento.
4. **Critérios de alta**: Assegurar que o doente cumpre os critérios para uma alta segura, incluindo sinais vitais estáveis e a capacidade de seguir comandos.

Perguntas de revisão

Perguntas de escolha múltipla

1. **Qual é o principal objetivo da endoscopia digestiva alta?**
    - A) Para visualizar os pulmões
    - B) Avaliar o cólon
    - C) Para examinar o esófago, o estômago e o duodeno
    - D) Para efetuar biópsias de lesões cutâneas
    - **Resposta**: C) Para examinar o esófago, o estômago e o duodeno
2. **Qual das seguintes é uma responsabilidade fundamental durante uma broncoscopia?**
    - A) Realização do procedimento de forma autónoma
    - B) Monitorizar os sinais vitais e a saturação de oxigénio do doente
    - C) Redação do relatório final
    - D) Fornecer recomendações dietéticas
    - **Responder**: B) Monitorizar os sinais vitais e a saturação de oxigénio do doente

Perguntas de Verdadeiro ou Falso

3. **Verdadeiro ou falso**: Não é necessário monitorizar os sinais vitais do doente após uma broncoscopia.
    - **Resposta**: Falso (A monitorização dos sinais vitais após o procedimento é essencial).
4. **Verdadeiro ou Falso**: O doente deve estar em NPO (nada pela boca) antes de ser submetido a uma endoscopia digestiva alta.

- **Resposta**: Verdadeiro

Perguntas diretas

5. **Enumerar as principais responsabilidades de um prestador de cuidados de saúde durante uma endoscopia gastrointestinal baixa.**
    - **Responder**: Confirmar a preparação do doente, ajudar na preparação do equipamento, prestar apoio ao doente, monitorizar os sinais vitais e ajudar na colheita de amostras.
6. **Que complicações devem ser monitorizadas após uma broncoscopia?**
    - **Resposta**: Dificuldade respiratória, hipóxia e hemorragia.

Estudo de caso

Cenário de estudo de caso:

Um doente de 42 anos de idade é submetido a uma colonoscopia e é-lhe detectada a presença de vários pólipos que são biopsados. Após o procedimento, o doente apresenta um ligeiro desconforto abdominal e uma hipotensão ligeira.

Perguntas:

1. **Que medidas imediatas devem ser tomadas em relação a este doente?**
    - **Responder**: Monitorizar atentamente os sinais vitais, prestar cuidados de apoio, avaliar o nível de desconforto e assegurar que o doente permanece estável.
2. **Quais são as potenciais complicações de uma colonoscopia que devem ser monitorizadas?**

- **Resposta**: Hemorragia, perfuração do cólon e infeção.

19.0 CAPÍTULO DEZANOVE: TRATAMENTO AVANÇADO DE QUEIMADURAS

Objectivos de aprendizagem

No final deste capítulo, deverá ser capaz de:

1. Avaliar e classificar as queimaduras com base na profundidade e gravidade.
2. Descrever o procedimento e as indicações para a escarotomia.
3. Explicar técnicas avançadas de pensos para queimaduras e a sua importância no tratamento de feridas.

Introdução

A gestão das queimaduras é um aspeto crítico dos cuidados de emergência e da reabilitação. A avaliação e a classificação eficazes são essenciais para determinar o tratamento e as intervenções adequadas para as lesões por queimaduras. Este capítulo abordará a avaliação e a classificação das queimaduras, a técnica de escarotomia e técnicas avançadas de curativos para promover a cicatrização e evitar complicações.

Conceito geral do capítulo

Este capítulo centra-se em três áreas-chave do tratamento avançado de queimaduras: avaliação e classificação de queimaduras, assistência com escarotomia e técnicas avançadas de curativos. O domínio destes conceitos é vital para os profissionais de saúde envolvidos no tratamento de doentes com queimaduras.

Avaliação e classificação de queimaduras

Avaliação

- **Avaliação inicial**: Avaliar as vias aéreas, a respiração e a circulação do doente (ABC), seguido de um exame minucioso das lesões causadas por queimaduras.
- **Historial**: Obter informações sobre o mecanismo da lesão, o início e os sintomas.

Classificação das queimaduras

1. **Queimaduras de primeiro grau** (superficiais):
   - **Caraterísticas**: Afectam a epiderme; vermelhas, secas e dolorosas; sem bolhas.
   - **Tempo de cicatrização**: Normalmente, cicatriza em 3-6 dias sem deixar cicatrizes.
2. **Queimaduras de segundo grau** (espessura parcial):
   - **Caraterísticas**: Envolvem a epiderme e parte da derme; vermelhas, com bolhas e podem ser dolorosas.
   - **Tempo de cicatrização**: A cicatrização pode demorar 2-3 semanas; pode provocar cicatrizes.
3. **Queimaduras de terceiro grau** (espessura total):
   - **Caraterísticas**: Estende-se através da derme; branco, coriáceo ou carbonizado; insensível (sem dor).
   - **Tempo de cicatrização**: Requerem intervenção cirúrgica e podem necessitar de enxerto de pele.

4. **Queimaduras de quarto grau**:

- **Caraterísticas**: Estendem-se para além da pele para os tecidos subjacentes (músculo, osso); frequentemente associados a lesões significativas.
- **Tempo de cicatrização**: Requerem uma intervenção cirúrgica e reabilitação extensas.

Assistência à escarotomia

Objetivo

- A escarotomia é efectuada para aliviar a pressão causada pelas queimaduras circunferenciais que podem comprometer o fluxo sanguíneo e a função respiratória.

Indicações

- Sinais de circulação prejudicada (por exemplo, pulsos diminuídos, atraso no enchimento capilar).
- Dificuldade respiratória devido à restrição da parede torácica.

Etapas do procedimento

1. **Preparação**:
    - Assegurar a disponibilidade de equipamento esterilizado.
    - Obter o consentimento informado, se possível.
2. **Técnica**:
    - Administrar anestesia local, se necessário.
    - Fazer uma incisão longitudinal através da escara até ao tecido subcutâneo:
        - Nas extremidades, incisar normalmente do aspeto distal para o proximal.
        - Para o peito, efetuar uma incisão ao longo da linha axilar média.

3. **Cuidados pós-procedimento**:
   - Monitorizar a circulação e o estado respiratório após a escarotomia.
   - Prestar cuidados a feridas e controlar a dor, se necessário.

Técnicas avançadas de curativos para queimaduras

Importância

- As técnicas de penso adequadas são cruciais para promover a cicatrização, prevenir infecções e minimizar as cicatrizes.

Tipos de pensos

1. **Pensos hidrocolóides**:
   - **Indicações**: Indicado para queimaduras de espessura parcial.
   - **Benefícios**: Proporcionam humidade, promovem o desbridamento autolítico e são fáceis de aplicar.
2. **Pensos que contêm prata**:
   - **Indicações**: Utilizado para queimaduras profundas de espessura parcial e total.
   - **Benefícios**: Propriedades antimicrobianas para reduzir o risco de infeção.
3. **Pensos biológicos**:
   - **Indicações**: Utilizado para queimaduras significativas que requerem enxerto de pele.
   - **Benefícios**: Promove a cicatrização e proporciona uma cobertura temporária.
4. **Terapia de pressão negativa para feridas (NPWT)**:
   - **Indicações**: Eficaz para feridas complexas e queimaduras.

- **Benefícios**: Aumenta o fluxo sanguíneo, reduz o edema e promove a formação de tecido de granulação.

Perguntas de revisão

Perguntas de escolha múltipla

1. **Qual é a principal caraterística de uma queimadura de terceiro grau?**
   - A) Vermelho e doloroso
   - B) Bolhas e humidade
   - C) Branco e insensato
   - D) Seco e a descascar
   - **Resposta**: C) Branco e insensato
2. **Quando é que uma escarotomia é indicada?**
   - A) Para queimaduras de primeiro grau
   - B) Quando há dificuldade respiratória devido a queimaduras circunferenciais
   - C) Para todas as queimaduras
   - D) Apenas para queimaduras de quarto grau
   - **Resposta**: B) Quando há dificuldade respiratória devido a queimaduras circunferenciais

Perguntas de verdadeiro ou falso

3. **Verdadeiro ou falso**: As queimaduras de segundo grau requerem sempre intervenção cirúrgica.
   - **Resposta**: Falso (As queimaduras de segundo grau podem sarar sozinhas, mas podem exigir intervenção cirúrgica se forem profundas ou extensas).
4. **Verdadeiro ou falso**: Os pensos que contêm prata são utilizados principalmente pelas suas propriedades antimicrobianas.

- **Resposta**: Verdadeiro

Perguntas diretas

5. **Enumerar os tipos de queimaduras e as suas caraterísticas.**
    - **Resposta**:
        - Primeiro grau: Vermelho, doloroso, superficial.
        - Segundo grau: Bolhas, vermelhas, espessura parcial.
        - Terceiro grau: Branco, coriáceo, de espessura total, insensato.
        - Quarto grau: Estende-se ao músculo e ao osso.
6. **Quais são os passos envolvidos na realização de uma escarotomia?**
    - **Responder**: Preparar equipamento esterilizado, administrar anestesia, fazer incisões longitudinais através da escara, monitorizar o pós-procedimento e prestar cuidados à ferida.

Estudo de caso

Estudo de caso Cenário:

Um homem de 30 anos apresenta queimaduras extensas de segundo e terceiro graus no braço esquerdo e no peito após um incidente de incêndio. Apresenta sinais de má circulação no braço.

Perguntas:

1. **Que intervenção imediata deve ser efectuada para a circulação prejudicada?**
    - **Resposta**: Efetuar uma escarotomia para aliviar a pressão e restaurar a circulação.

2. **Que técnica de penso seria adequada para as queimaduras de segundo grau no braço?**
    - **Resposta**: Os pensos hidrocolóides seriam adequados para promover a cicatrização e controlar a humidade.

2.0 CAPÍTULO VINTE: CUIDADOS E GESTÃO DA TRAQUEOSTOMIA

Objectivos de aprendizagem

No final deste capítulo, deverá ser capaz de:

1. Descrever os procedimentos para mudar um tubo de traqueostomia.
2. Explicar o processo e as considerações relativas à decanulação da traqueostomia.
3. Identificar e gerir as complicações de emergência relacionadas com a traqueostomia.

Introdução

Os cuidados com a traqueostomia são essenciais para os doentes que necessitam de controlo a longo prazo das vias aéreas. Compreender os procedimentos de mudança de tubo, decanulação e gestão de potenciais complicações é crucial para os prestadores de cuidados de saúde. Este capítulo fornecerá uma visão global dos cuidados a ter com a traqueostomia e equipá-lo-á com as competências necessárias para gerir os doentes de forma eficaz.

Conceito geral do capítulo

Este capítulo centra-se em três áreas fundamentais da gestão da traqueostomia: a realização de mudanças de cânula de traqueostomia, o processo de decanulação e a gestão de emergência de complicações associadas à traqueostomia. O domínio destes tópicos é vital para garantir a segurança do doente e otimizar a função respiratória.

Mudanças no tubo de traqueostomia

Objetivo

- São necessárias mudanças regulares da cânula de traqueostomia para evitar obstruções e infecções e garantir o seu bom funcionamento.

Indicações para a mudança do tubo

- Tubo obstruído devido a secreções.
- Manutenção programada com base no protocolo (geralmente a cada 7-14 dias).
- Sinais de traumatismo ou deterioração do tubo.

Etapas do procedimento

1. **Preparação**:
   - Reúna os materiais necessários: tubo de traqueostomia novo, luvas esterilizadas, equipamento de sucção e fonte de oxigénio.
   - Explicar o procedimento ao doente e assegurar o seu conforto.
2. **Aspiração**:
   - Pré-oxigenar o doente se este estiver a ser submetido a ventilação mecânica.
   - Aspirar as vias respiratórias para eliminar as secreções antes de mudar o tubo.
3. **Mudança de tubo**:
   - Calçar luvas esterilizadas.

- Esvazie a braçadeira do tubo existente (se aplicável) e retire-o com cuidado.
- Introduzir a nova cânula de traqueostomia, certificando-se de que está corretamente colocada.
- Insuflar a braçadeira (se aplicável) e confirmar a colocação auscultando os sons respiratórios.

4. **Cuidados pós-procedimento**:
    - Monitorizar o doente quanto a dificuldades respiratórias ou complicações.
    - Providenciar humidificação e aspiração adequadas, conforme necessário.

Decanulação da traqueostomia

Objetivo

- A decanulação é o processo de remoção da cânula de traqueostomia quando o doente já não precisa dela.

Indicações para a decanulação

- Melhoria da função respiratória.
- Capacidade de manter uma via aérea aberta sem o tubo.
- Desmame bem sucedido da ventilação mecânica.

Etapas do procedimento

1. **Avaliação**:
    - Assegurar que o doente cumpre os critérios para a decanulação, incluindo um estado respiratório estável e tosse eficaz.
2. **Preparação**:

- Reunir o material necessário: penso oclusivo e luvas esterilizadas.
- Explicar o procedimento ao doente.

3. **Processo de desanulação**:
   - Aspirar as vias respiratórias, se necessário.
   - Retirar cuidadosamente o tubo de traqueostomia.
   - Aplicar imediatamente um penso oclusivo sobre o estoma para evitar a entrada de ar.

4. **Cuidados pós-decanulação**:
   - Monitorizar o doente para detetar sinais de dificuldade respiratória.
   - Fornecer oxigénio humidificado, se necessário.
   - Educar o doente e os prestadores de cuidados sobre os cuidados a ter com o estoma e os sinais de complicações.

Tratamento de emergência das complicações da traqueostomia

Complicações comuns

- Obstrução do tubo.
- Decanulação acidental.
- Deslocação do tubo.
- Pneumotórax.

Estratégias de gestão de emergências

1. **Obstrução do tubo**:
   - Aspirar o tubo de traqueostomia.
   - Se a obstrução persistir, substituir o tubo por um novo.
2. **Decanulação acidental**:

- Se o tubo for retirado nos primeiros dias, contacte imediatamente o serviço de urgência.
- Se o estoma ainda estiver patente, tentar substituir o tubo. Caso contrário, fornecer ventilação com máscara e preparar o controlo de emergência das vias aéreas.

3. **Deslocamento do tubo**:
   - Avaliar o estado respiratório do doente.
   - Se a sonda estiver deslocada mas o estoma estiver patente, tente reinserir a sonda.
   - Se não for possível reinserir, aplique ventilação com máscara de saco e prepare-se para uma intervenção de emergência nas vias aéreas.
4. **Pneumotórax**:
   - Reconhecer os sinais de pneumotórax (por exemplo, dificuldade respiratória súbita, ausência de sons respiratórios).
   - Fornecer oxigénio suplementar e preparar a colocação de um tubo torácico ou outra intervenção, se necessário.

Perguntas de revisão

Perguntas de escolha múltipla

1. **Qual é o principal objetivo da mudança de um tubo de traqueostomia?**
   - A) Para melhorar o conforto do doente
   - B) Para evitar obstruções e infecções
   - C) Promover o discurso
   - D) Para avaliar a função pulmonar
   - **Responda**: B) Para evitar obstruções e infecções
2. **Quando é que a decanulação está indicada?**
   - A) Quando o doente tem tosse
   - B) Quando o doente necessita de ventilação mecânica
   - C) Quando o doente consegue manter uma via aérea aberta sem o tubo
   - D) Após cada mudança de tubo
   - **Responda**: C) Quando o doente consegue manter uma via aérea aberta sem o tubo

Perguntas de verdadeiro ou falso

3. **Verdadeiro ou falso**: A aspiração deve ser efectuada antes de mudar um tubo de traqueostomia.
   - **Resposta**: Verdadeiro
4. **Verdadeiro ou falso**: A decanulação acidental não é uma preocupação se a cânula de traqueostomia estiver colocada há mais de 7 dias.

- **Resposta**: Falso (A decanulação acidental pode ser uma preocupação em qualquer altura, mas é particularmente crítica nos primeiros dias).

Perguntas diretas

5. **Enumerar os passos envolvidos na mudança de um tubo de traqueostomia.**
   - **Responda**: Reunir os materiais, aspirar a via aérea, calçar luvas esterilizadas, esvaziar e retirar o tubo antigo, inserir o novo tubo, insuflar o cuff e monitorizar o doente.
6. **O que deve ser feito se um tubo de traqueostomia for acidentalmente decanulado?**
   - **Resposta**: Se ocorrer nos primeiros dias, chamar ajuda de emergência. Se o estoma estiver patente, tentar substituir a sonda; se não estiver, fornecer ventilação com máscara de saco.

Estudo de caso

Estudo de caso Cenário:

Um doente de 65 anos de idade com uma cânula de traqueostomia apresenta-se no serviço de urgência com aumento do desconforto respiratório e dificuldade em respirar. Verifica-se que a cânula de traqueostomia está obstruída com secreções.

Perguntas:

1. **Que medidas imediatas devem ser tomadas em relação a este doente?**

- **Responder**: Aspirar a cânula de traqueostomia para limpar as secreções. Se a obstrução persistir, considerar a mudança para um novo tubo.

2. **Que sinais indicariam a necessidade de uma intervenção suplementar?**
    - **Resposta**: Os sinais de dificuldade respiratória significativa, a diminuição da saturação de oxigénio ou a incapacidade de ventilar eficazmente indicariam a necessidade de uma intervenção adicional.

21.0 CAPÍTULO VINTE E UM: PROCEDIMENTOS NEUROLÓGICOS AVANÇADOS

Objectivos de aprendizagem

No final deste capítulo, deverá ser capaz de:

1. Descrever os princípios e as técnicas de monitorização da pressão intracraniana (PIC).
2. Explicar a gestão e os cuidados a ter com os drenos ventriculares externos (DVE).
3. Identificar os métodos e o significado da monitorização do oxigénio cerebral.

Introdução

Os procedimentos neurológicos avançados são fundamentais no tratamento de pacientes com condições neurológicas graves. A monitorização da pressão intracraniana, a gestão de drenos ventriculares externos e a avaliação da oxigenação cerebral são componentes essenciais do tratamento de doentes com lesões cerebrais traumáticas, acidentes vasculares cerebrais e outras perturbações neurológicas. Este capítulo fornecerá uma visão abrangente desses procedimentos avançados, com foco em sua importância e manejo.

Conceito geral do capítulo

Este capítulo abrange três áreas-chave dos procedimentos neurológicos avançados: monitorização da pressão intracraniana, gestão do dreno ventricular externo e monitorização do oxigénio cerebral. O domínio desses tópicos é essencial para os profissionais de saúde envolvidos em cuidados críticos e neurologia.

Monitorização da pressão intracraniana

Objetivo

- A monitorização da pressão intracraniana é utilizada para avaliar a pressão no interior do crânio, o que pode indicar alterações no volume cerebral e ajudar a orientar o tratamento em doentes com doenças neurológicas.

Indicações

- Traumatismo crânio-encefálico (TCE)
- Hemorragia intracerebral
- Hidrocefalia
- Encefalopatia grave

Técnicas

1. **Tipos de monitores ICP**:
    - **Cateteres intraventriculares**: Inseridos no ventrículo lateral para medição direta da pressão e drenagem do líquido cefalorraquidiano (LCR).
    - **Parafuso subdural**: Colocado através do crânio no espaço subdural.
    - **Sensor epidural**: Colocado no espaço epidural.
2. **Procedimento de controlo**:
    - Obter o consentimento informado e assegurar uma técnica asséptica.

- Posicionar o doente de forma adequada (cabeça elevada a 30 graus).
- Inserir o dispositivo de monitorização de acordo com os protocolos institucionais.
- Monitorizar continuamente a PIC e documentar as leituras.

3. **Valores normais de PIC**:
   - A PIC normal varia de 5 a 15 mmHg.

Gestão de drenos ventriculares externos (DVE)

Objetivo

- Os DVE são utilizados para drenar o excesso de LCR e monitorizar a PIC em doentes com doenças como a hidrocefalia ou lesões cerebrais traumáticas.

Indicações

- Tratamento do aumento da pressão intracraniana.
- Tratamento da hidrocefalia obstrutiva.

Cuidados e gestão

1. **Inserção**:
   - Assegurar uma técnica estéril durante a colocação.
   - Posicionar corretamente o cateter no interior do ventrículo.
2. **Monitorização e manutenção**:
   - Avaliar regularmente o sistema de drenagem quanto à permeabilidade e às fugas.
   - Medir e documentar a produção de CSF.

- Manter o sistema de drenagem a uma altura adequada relativamente à cabeça do doente (normalmente ao nível do tragus).

3. **Complicações**:
    - Infeção (ventriculite)
    - Obstrução do cateter
    - Hemorragia

Monitorização do oxigénio cerebral

Objetivo

- A monitorização do oxigénio cerebral avalia a oxigenação do tecido cerebral, o que é fundamental na gestão de doentes com perfusão cerebral comprometida.

Técnicas

1. **Métodos de controlo**:
    - **Oximetria venosa jugular**: Mede a saturação de oxigénio do sangue que regressa do cérebro.
    - **Monitorização do oxigénio no tecido cerebral (PbtO2)**: Implica a colocação de um sensor no tecido cerebral para medir diretamente os níveis de oxigénio.
2. **Indicações**:
    - Traumatismo crânio-encefálico grave.
    - Gestão do AVC isquémico.
    - Monitorização pós-operatória em neurocirurgia.
3. **Valores-alvo**:

- Os níveis normais de $PbtO_2$ são tipicamente superiores a 20 mmHg.

Perguntas de revisão

Perguntas de escolha múltipla

1. **Qual é o principal objetivo da monitorização da pressão intracraniana?**
    - A) Avaliar o nível de consciência do doente
    - B) Para medir a tensão arterial
    - C) Para monitorizar as alterações de pressão no crânio
    - D) Para avaliar a função pulmonar
    - **Resposta**: C) Para monitorizar as alterações de pressão dentro do crânio
2. **Qual das seguintes é uma complicação comum dos drenos ventriculares externos?**
    - A) Hipotensão
    - B) Ventriculite
    - C) Hiperglicemia
    - D) Paragem cardíaca
    - **Resposta**: B) Ventriculite

Perguntas de Verdadeiro ou Falso

3. **Verdadeiro ou Falso**: A pressão intracraniana normal varia entre 5 e 15 mmHg.
    - **Resposta**: Verdadeiro
4. **Verdadeiro ou Falso**: A monitorização do oxigénio cerebral só é necessária após uma neurocirurgia.

- **Resposta**: Falso (Pode ser necessário em vários cenários clínicos, incluindo traumatismo crânio-encefálico e tratamento de AVC).

Perguntas diretas

5. **Enumerar os tipos de monitores de pressão intracraniana.**
   - **Responda**: Cateteres intraventriculares, parafusos subdurais e sensores epidurais.
6. **Quais são as principais etapas de gestão dos drenos ventriculares externos?**
   - **Resposta**: Assegurar a inserção estéril, monitorizar a permeabilidade e as fugas, medir e documentar a saída de LCR e manter a altura de drenagem adequada.

Estudo de caso

Cenário de estudo de caso:

Um homem de 50 anos com um traumatismo crânio-encefálico grave é admitido na UTI. Ele tem um dreno ventricular externo instalado e as leituras da PIC estão flutuando entre 20-25 mmHg.

Perguntas:

1. **Que medidas imediatas devem ser tomadas em relação à PIC elevada?**
   - **Resposta**: Avaliar o paciente quanto a possíveis causas de aumento da PIC (por exemplo, obstrução, posicionamento), garantir que a EVD esteja patente e considerar a implementação de intervenções como

sedação, hiperventilação ou terapia osmótica (por exemplo, manitol), conforme apropriado.

2. **Quais são as potenciais complicações a monitorizar neste doente?**
    - **Resposta**: Monitorizar sinais de infeção (febre, alterações no LCR), obstrução do cateter e deterioração neurológica.

22.0 CAPÍTULO VINTE E DOIS: PROCEDIMENTOS RELACIONADOS COM A ONCOLOGIA

Objectivos de aprendizagem

No final deste capítulo, deverá ser capaz de:

1. Descrever o procedimento e ajudar nas biopsias da medula óssea.
2. Explicar a administração de quimioterapia intratecal e as suas indicações.
3. Identificar a gestão e os cuidados a ter com as portas de quimioterapia implantadas.

Introdução

Os procedimentos relacionados com a oncologia são componentes essenciais do tratamento e gestão do cancro. Estes procedimentos, incluindo as biopsias da medula óssea, a quimioterapia intratecal e a gestão de portas de quimioterapia implantadas, requerem conhecimentos e competências especializados. Este capítulo fornece uma visão global destes procedimentos, realçando a sua importância no tratamento de doentes com cancro.

Conceito geral do capítulo

Este capítulo centra-se em três áreas-chave de procedimentos relacionados com a oncologia: assistência a biópsias da medula óssea, administração de quimioterapia intratecal e gestão de portas de quimioterapia implantadas. O domínio destes tópicos é crucial para os profissionais de saúde envolvidos nos cuidados oncológicos.

Assistência à biópsia da medula óssea

Objetivo

- A biópsia da medula óssea é realizada para avaliar a saúde e a função da medula óssea, sendo frequentemente utilizada para diagnosticar doenças hematológicas, estadiar cancros e monitorizar a resposta ao tratamento.

Indicações

- Suspeita de leucemia, linfoma ou mieloma múltiplo.
- Avaliação de anemia ou trombocitopenia inexplicadas.
- Avaliação da doença metastática na medula óssea

Etapas do procedimento

1. **Preparação**:
   - Explicar o procedimento ao doente e obter o seu consentimento informado.
   - Posicionar o doente de forma adequada (normalmente deitado de lado com os joelhos flectidos).
2. **Assistência ao médico**:
   - Reunir os materiais necessários: agulha de biopsia, anestésico local, campos esterilizados e gaze.
   - Ajudar a limpar e marcar o local da biopsia (normalmente a crista ilíaca posterior).
   - Prestar apoio emocional ao doente durante todo o procedimento.

3. **Cuidados pós-procedimento**:
    - Aplicar um penso esterilizado no local da biopsia.
    - Vigiar o doente para detetar sinais de hemorragia, infeção ou desconforto.
    - Informar o doente sobre os cuidados a ter com o local da biopsia e os sinais de complicações.

Administração de quimioterapia intratecal

Objetivo

- A quimioterapia intratecal envolve a administração de agentes de quimioterapia diretamente no líquido cefalorraquidiano (LCR), visando os cancros que afectam o sistema nervoso central (SNC).

Indicações

- Doença leptomeníngea, envolvimento do SNC por leucemia ou linfoma.
- Tratamento preventivo em doentes de alto risco.

Etapas do procedimento

1. **Preparação**:
    - Verificar as ordens do médico e assegurar que o doente assinou o consentimento.
    - Colocar o doente numa posição confortável, normalmente sentado ou deitado de lado.

2. **Administração**:
    - Limpar o local da punção lombar com anti-sético.
    - Administrar anestesia local, se indicado.

- Introduzir a agulha espinal no espaço subaracnoideu e retirar uma pequena quantidade de LCR para confirmar a colocação.
- Injetar o agente de quimioterapia lentamente no LCR.

3. **Cuidados pós-procedimento**:
    - Monitorizar o doente para detetar quaisquer reacções adversas imediatas.
    - Avaliar a existência de dores de cabeça, náuseas ou alterações neurológicas.
    - Educar o doente sobre os cuidados pós-procedimento e os sinais a comunicar.

Gestão de portas de quimioterapia implantadas

Objetivo

- Os portos de quimioterapia implantados (também conhecidos como port-a-caths) proporcionam um acesso venoso a longo prazo aos doentes que recebem quimioterapia ou outros medicamentos intravenosos.

Indicações

- Doentes que necessitam de acesso venoso frequente para quimioterapia, colheitas de sangue ou transfusões.

Cuidados e gestão

1. **Aceder ao porto**:
    - Reunir os materiais necessários: agulha esterilizada, soro fisiológico, heparina e materiais de penso.

- Limpar o local do orifício com anti-sético e palpar para localizar o orifício.
- Utilizar uma técnica estéril para aceder à porta, injectando soro fisiológico para garantir a permeabilidade.

2. **Lavagem e manutenção**:
   - Lavar o orifício com soro fisiológico antes e depois da administração de medicamentos.
   - Bloquear a porta com heparina para manter a permeabilidade, de acordo com o protocolo.
3. **Complicações a monitorizar**:
   - Sinais de infeção (vermelhidão, inchaço ou corrimento no local).
   - Mau funcionamento do porto (dificuldade de acesso ou de descarga).
   - Trombose ou oclusão.

Perguntas de revisão

Perguntas de escolha múltipla

1. **Qual é o principal objetivo de uma biopsia da medula óssea?**
    - A) Para avaliar a função pulmonar
    - B) Para o diagnóstico de doenças hematológicas
    - C) Para controlar a tensão arterial
    - D) Para avaliar a função hepática
    - **Responder**: B) Para diagnosticar doenças hematológicas
2. **A quimioterapia intratecal é indicada principalmente para que doença?**
    - A) Neuropatia periférica
    - B) Doença leptomeníngea
    - C) Cancro da pele
    - D) Cancro do pulmão
    - **Resposta**: B) Doença leptomeníngea

Perguntas de Verdadeiro ou Falso

3. **Verdadeiro ou falso**: A biópsia da medula óssea é realizada apenas em doentes com diagnóstico conhecido de cancro.
    - **Resposta**: Falso (Pode ser efectuado para várias indicações, incluindo doenças sanguíneas inexplicáveis).
4. **Verdadeiro ou falso**: As portas de quimioterapia implantadas não requerem quaisquer cuidados especiais depois de colocadas.
    - **Resposta**: Falso (requerem uma lavagem regular e o controlo de complicações).

Perguntas diretas

5. **Enumerar as etapas envolvidas na assistência a uma biopsia da medula óssea.**
    - **Responder**: Preparar o doente e obter o consentimento, posicionar o doente, reunir os materiais, ajudar no procedimento, aplicar um penso esterilizado e dar formação após o procedimento.
6. **Quais são as principais considerações aquando da administração de quimioterapia intratecal?**
    - **Responder**: Verificar as ordens e o consentimento, assegurar o posicionamento correto, monitorizar as reacções imediatas e dar formação após o procedimento.

Estudo de caso

Cenário de estudo de caso:

Uma mulher de 45 anos com leucemia linfoblástica aguda necessita de uma biopsia da medula óssea para avaliar a sua resposta ao tratamento. O procedimento é efectuado sob anestesia local.

Perguntas:

1. **Que cuidados pós-procedimento imediatos devem ser prestados?**
    - **Resposta**: Aplicar um penso esterilizado no local da biópsia, monitorizar sinais de hemorragia ou infeção e educar o doente sobre os cuidados a ter com o local.
2. **Que complicações potenciais devem ser monitorizadas após a biopsia?**
    - **Resposta**: Monitorizar a hemorragia, a infeção e a dor no local da biopsia.

23.0 CAPÍTULO VINTE E TRÊS: GESTÃO AVANÇADA DA DIABETES

Objectivos de aprendizagem

No final deste capítulo, deverá ser capaz de:

1. Descrever os princípios e mecanismos da terapêutica com bomba de insulina.
2. Explicar a utilização e os benefícios da monitorização contínua da glucose (CGM).
3. Identificar os sinais, sintomas e estratégias de gestão da cetoacidose diabética (CAD).

Introdução

A gestão avançada da diabetes é crucial para otimizar o controlo glicémico e minimizar as complicações em indivíduos com diabetes. A terapia com bomba de insulina e a monitorização contínua da glicose são ferramentas inovadoras que melhoram a auto-gestão do doente. Além disso, compreender a gestão da cetoacidose diabética é vital para prevenir complicações graves. Este capítulo fornecerá uma visão abrangente dessas estratégias avançadas de gerenciamento.

Conceito geral do capítulo

Este capítulo centra-se em três áreas-chave da gestão avançada da diabetes: terapia com bomba de insulina, monitorização contínua da glucose e gestão da cetoacidose diabética. O domínio desses tópicos é essencial para os profissionais de saúde que trabalham com pacientes com diabetes.

Terapia com bomba de insulina

Objetivo

- A terapêutica com bomba de insulina proporciona uma administração subcutânea contínua de insulina, permitindo um melhor controlo glicémico e flexibilidade na gestão da diabetes.

Indicações

- Gestão da diabetes tipo 1.
- Episódios graves de hipoglicemia ou hiperglicemia.
- Doentes que se debatem com múltiplas injecções diárias.

Mecanismo de ação

- A bomba de insulina fornece uma taxa basal de insulina continuamente e permite a administração de doses em bolus antes das refeições ou para corrigir níveis elevados de glucose no sangue.

Componentes da terapia com bomba de insulina

1. **Bomba**: Um dispositivo que contém insulina e a administra através de um cateter.
2. **Cateter**: Um tubo fino inserido sob a pele para administrar insulina.
3. **Insulina**: A insulina de ação rápida é normalmente utilizada na terapêutica com bomba.

Benefícios

- Melhoria do controlo glicémico.
- Flexibilidade nos horários das refeições e das actividades.
- Redução dos episódios hipoglicémicos graves.

Monitorização contínua da glucose (CGM)

Objetivo

- O CGM fornece leituras e tendências da glucose em tempo real, ajudando os doentes a gerir a sua diabetes de forma mais eficaz.

Indicações

- Doentes com diabetes de tipo 1 ou 2 que necessitam de tratamento intensificado.
- Indivíduos que sofrem frequentemente de hipoglicemia ou hiperglicemia.

Componentes do CGM

1. **Sensor**: Um pequeno dispositivo inserido sob a pele que mede os níveis de glucose intersticial.
2. **Transmissor**: Envia dados de glicose do sensor para um recetor ou aplicação para smartphone.
3. **Recetor/App**: Apresenta os níveis de glucose, tendências e alertas para leituras altas ou baixas.

Benefícios

- Os dados contínuos sobre a glucose melhoram a tomada de decisões.
- Alertas de hipoglicemia ou hiperglicemia.
- Reduz a frequência dos controlos de glicemia por picada no dedo.

Gestão da cetoacidose diabética (CAD)

Objetivo

- A cetoacidose diabética é uma complicação grave da diabetes caracterizada por hiperglicemia, cetose e acidose. O tratamento eficaz é crucial para evitar a morbilidade e a mortalidade.

Sinais e sintomas

- Níveis elevados de glucose no sangue (normalmente >250 mg/dL).
- Cetonas na urina ou no sangue.
- Dor abdominal, náuseas, vómitos.
- Confusão ou alteração do estado mental.
- Hálito com aroma a frutos (devido à acetona).

Etapas de gestão

1. **Reanimação com fluidos**:
   - Administrar fluidos intravenosos (IV) para corrigir a desidratação.
   - Comece com solução salina isotónica (0,9% NaCl) e ajuste com base nos níveis de electrólitos.
2. **Terapia com insulina**:
   - Administrar insulina intravenosa para reduzir os níveis de glicose no sangue e suprimir a cetogénese.
   - Monitorizar frequentemente a glucose no sangue e ajustar as taxas de infusão de insulina conforme necessário.
3. **Monitorização de electrólitos**:

- Monitorizar e repor electrólitos, especialmente potássio, uma vez que a terapêutica com insulina pode causar alterações no potássio.

4. **Gestão da acidose**:
    - Monitorizar os gases sanguíneos arteriais (ABGs) e considerar a terapêutica com bicarbonato se o pH for significativamente baixo (normalmente <6,9).

Perguntas de revisão

Perguntas de escolha múltipla

1. **Qual é o principal objetivo da terapêutica com bomba de insulina?**
    - A) Para substituir os medicamentos orais
    - B) Para fornecer insulina de forma contínua
    - C) Para controlar os níveis de glucose no sangue
    - D) Para prevenir a cetoacidose diabética
    - **Responda**: B) Para fornecer insulina de forma contínua
2. **A monitorização contínua da glucose é indicada principalmente para qual das seguintes situações?**
    - A) Doentes com diabetes tipo 2 que não estejam a tomar insulina
    - B) Indivíduos com um historial de hipoglicemia grave
    - C) Doentes sem qualquer controlo da diabetes
    - D) Todos os doentes com diabetes
    - **Resposta**: B) Indivíduos com um historial de hipoglicemia grave

Perguntas de verdadeiro ou falso

3. **Verdadeiro ou falso**: A cetoacidose diabética pode ocorrer em indivíduos com diabetes tipo 2.
    - **Resposta**: Verdadeiro (Embora seja mais comum na diabetes tipo 1, pode ocorrer na diabetes tipo 2 em situações de stress extremo ou doença).

4. **Verdadeiro ou falso**: A monitorização contínua da glucose elimina a necessidade de controlos de glucose no sangue.
    - **Resposta**: Falso (Embora reduza a frequência, podem ainda ser necessárias algumas picadas com os dedos).

Perguntas diretas

5. **Enumerar os componentes da terapêutica com bomba de insulina.**
    - **Resposta**: Bomba de insulina, cateter e insulina de ação rápida.
6. **Quais são as principais medidas de tratamento da cetoacidose diabética?**
    - **Resposta**: Reanimação com fluidos, terapia com insulina, monitorização de electrólitos e gestão da acidose.

Estudo de caso

Cenário de estudo de caso:

Uma mulher de 28 anos com diabetes tipo 1 apresenta-se no serviço de urgência com náuseas, vómitos e confusão. O seu nível de glucose no sangue é de 350 mg/dL e a sua urina é positiva para cetonas.

Perguntas:

1. **Qual é o diagnóstico provável para este doente?**
    - **Resposta**: Cetoacidose diabética (CAD).
2. **Que intervenções imediatas devem ser iniciadas?**
    - **Resposta**: Iniciar fluidos intravenosos para hidratação, administrar insulina intravenosa para controlar a

hiperglicemia e monitorizar os electrólitos, particularmente o potássio.

24.0 CAPÍTULO VINTE E QUATRO: PROCEDIMENTOS EM MATÉRIA DE CUIDADOS PALIATIVOS

Objectivos de aprendizagem

No final deste capítulo, deverá ser capaz de:

1. Descrever os procedimentos de paracentese e toracocentese e as suas indicações nos cuidados paliativos.
2. Explicar a gestão dos condutores de seringas para um controlo eficaz dos sintomas.
3. Identificar os principais procedimentos de cuidados de fim de vida e a sua importância nos cuidados paliativos.

Introdução

Os cuidados paliativos centram-se em proporcionar alívio dos sintomas e do stress de uma doença grave. Dão ênfase à qualidade de vida, tanto para o doente como para a sua família. Os principais procedimentos nos cuidados paliativos, como a paracentese e a toracocentese, ajudam a aliviar os sintomas causados pela acumulação de fluidos. Além disso, os seringógrafos são essenciais para gerir eficazmente os sintomas e a compreensão dos procedimentos de cuidados no fim da vida é fundamental para prestar apoio compassivo. Este capítulo apresenta uma visão geral destes procedimentos essenciais dos cuidados paliativos.

Conceito geral do capítulo

Este capítulo abrange três áreas principais dos procedimentos de cuidados paliativos: paracentese e toracocentese, gestão do condutor de seringa e procedimentos de cuidados no fim da vida. O domínio destes tópicos é vital para os prestadores de cuidados de saúde envolvidos em ambientes de cuidados paliativos.

Paracentese e toracocentese

Objetivo

- Ambos os procedimentos são realizados para remover o excesso de líquido das cavidades corporais, aliviando o desconforto e melhorando a qualidade de vida.

Indicações

- **Paracentese**: Excesso de líquido na cavidade abdominal (ascite) devido a doença hepática, cancro ou insuficiência cardíaca.
- **Toracocentese**: Excesso de líquido no espaço pleural (derrame pleural) devido a infecções, doenças malignas ou insuficiência cardíaca.

Etapas do procedimento

1. **Preparação**:
    - Explicar o procedimento ao doente e obter o seu consentimento informado.
    - Reunir os materiais necessários: luvas esterilizadas, solução anti-séptica, anestésico local, seringa e saco de drenagem.

2. **Paracentese**:
    - Colocar o doente sentado na vertical ou numa posição confortável.

- Limpar a zona abdominal com antissético.
- Administrar anestesia local no local de inserção.
- Introduzir uma agulha na cavidade abdominal e retirar o líquido.
- Monitorizar o doente para detetar quaisquer sinais de complicações.

3. **Toracocentese**:
   - Colocar o doente na posição vertical e inclinar-se para a frente.
   - Limpar a área sobre o espaço pleural com antissético.
   - Administrar anestesia local.
   - Introduzir uma agulha no espaço pleural e retirar o líquido.
   - Monitorizar a existência de dificuldades respiratórias ou complicações.

Cuidados pós-procedimento

- Monitorizar os sinais vitais e avaliar as complicações, como hemorragias ou infecções.
- Documentar a quantidade e as caraterísticas do fluido removido.

Gestão de seringas para controlo dos sintomas

Objetivo

- Os seringógrafos permitem a administração subcutânea contínua de medicamentos, assegurando um controlo eficaz dos sintomas nos cuidados paliativos.

Indicações

- Tratamento da dor, náuseas, agitação ou outros sintomas angustiantes quando a administração oral não é viável.

Componentes dos accionadores de seringas

- Dispositivo de acionamento da seringa.
- Medicação (por exemplo, opiáceos, antieméticos, sedativos).
- Cânula subcutânea.

Etapas de gestão

1. **Instalação**:
    - Preparar a seringa com o medicamento prescrito.
    - Preparar a seringa e ligá-la à cânula subcutânea.
2. **Controlo**:
    - Avaliar regularmente o doente quanto ao controlo dos sintomas e a eventuais efeitos secundários.
    - Ajustar a velocidade de perfusão com base nas necessidades e na resposta do doente.
3. **Documentação**:
    - Documentar o tipo de medicação, a dosagem, a taxa de administração e a reação do doente.

Procedimentos de cuidados no fim da vida

Objetivo

- Os procedimentos de cuidados em fim de vida centram-se em assegurar o conforto e a dignidade dos doentes e das suas famílias durante a fase final da vida.

Procedimentos-chave

1. **Planeamento de cuidados avançados**:
    - Discutir os desejos do doente em termos de cuidados e documentá-los em diretivas antecipadas.
2. **Gestão de sintomas**:
    - Concentrar-se em aliviar a dor, a dispneia e outros sintomas perturbadores utilizando medicamentos adequados.
3. **Apoio psicossocial**:
    - Prestar apoio emocional e espiritual ao doente e à família, incluindo aconselhamento e recursos.
4. **Cuidados post-mortem**:
    - Preparar o corpo para o velório, se a família o desejar, e prestar assistência em eventuais práticas culturais ou religiosas.

Perguntas de revisão

Perguntas de escolha múltipla

1. **Qual é o principal objetivo da paracentese?**
   - A) Para avaliar a função hepática
   - B) Para retirar o excesso de líquido da cavidade abdominal
   - C) Para aliviar o desconforto respiratório
   - D) Administrar medicamentos
   - **Resposta**: B) Para remover o excesso de líquido da cavidade abdominal
2. **Os accionadores de seringas são utilizados principalmente para:**
   - A) Administração de medicamentos por via oral
   - B) Administração contínua de medicamentos por via subcutânea
   - C) Gestão de fluidos intravenosos
   - D) Transfusões de sangue
   - **Resposta**: B) Administração contínua de medicamentos por via subcutânea

Perguntas de Verdadeiro ou Falso

3. **Verdadeiro ou falso**: A toracocentese é efectuada para remover líquido da cavidade abdominal.
   - **Resposta**: Falso (É efectuada para remover líquido do espaço pleural).

4. **Verdadeiro ou falso**: Os procedimentos de cuidados em fim de vida devem incluir discussões de planeamento de cuidados avançados com os doentes e as famílias.
   - **Resposta**: Verdadeiro

Perguntas diretas

5. **Enumerar os passos envolvidos na realização de uma toracocentese.**
   - **Responder**: Explicar o procedimento, obter o consentimento, posicionar o doente, limpar o local, administrar anestesia local, inserir a agulha, retirar o líquido e monitorizar as complicações.
6. **Quais são os principais componentes da gestão de um seringalista?**
   - **Responder**: Instalação e preparação da seringa, monitorização do doente quanto à eficácia e aos efeitos secundários, e documentação dos pormenores da administração.

Estudo de caso

Cenário de estudo de caso:

Um homem de 70 anos com cancro do pulmão avançado apresenta dispneia significativa devido a um derrame pleural de grandes dimensões. É efectuada uma toracocentese e é retirado 1 litro de líquido.

Perguntas:

1. **Que avaliações imediatas devem ser efectuadas após a toracocentese?**
    - **Responda**: Monitorizar os sinais vitais, avaliar o estado respiratório, verificar se há sinais de complicações (por exemplo, hemorragia, infeção) e avaliar o nível de conforto do doente.
2. **Qual é uma potencial complicação a ter em conta após este procedimento?**
    - **Resposta**: Pneumotórax, infeção ou reacumulação de líquido pleural.

25.0 CAPÍTULO VINTE E CINCO: ULTRA-SOM NO LOCAL DE ATENDIMENTO PARA ENFERMEIROS

Objectivos de aprendizagem

No final deste capítulo, deverá ser capaz de:

1. Descrever a técnica de exame FAST e as suas aplicações clínicas.
2. Explicar o procedimento para a inserção IV periférica guiada por ultra-sons.
3. Identificar as indicações e a técnica para a sondagem e cateterização da bexiga.

Introdução

A ultrassonografia no local de atendimento (POCUS) é uma ferramenta essencial na prática de enfermagem, fornecendo informações diagnósticas imediatas e orientando procedimentos. Este capítulo concentra-se em três aplicações críticas: a técnica de exame FAST para avaliação de trauma, a inserção IV periférica guiada por ultrassom para acesso venoso e a varredura da bexiga para avaliação urinária. O domínio dessas técnicas melhora os resultados dos pacientes e a eficiência dos cuidados.

Conceito geral do capítulo

Este capítulo abrange três áreas principais do ultrassom no local de atendimento: a técnica de exame FAST, a inserção IV periférica guiada por ultrassom e a varredura e cateterismo da bexiga. A compreensão dessas aplicações é crucial para enfermeiros em vários ambientes clínicos.

Técnica de exame FAST

Objetivo

- O exame de Avaliação Focada com Sonografia para Trauma (FAST) é uma técnica rápida de ultrassom à beira do leito usada para identificar líquido livre (sangue) na cavidade abdominal, particularmente em pacientes com trauma.

Indicações

- Traumatismo abdominal contundente ou penetrante.
- Hipotensão em doentes traumatizados sem uma fonte óbvia de hemorragia.

Etapas do procedimento

1. **Preparação**:
    - Reunir o equipamento de ultra-sons e assegurar o seu bom funcionamento.
    - Explicar o procedimento ao doente e obter o seu consentimento, se necessário.
2. **Posicionamento do doente**:
    - Posicionar o doente em posição supina na mesa de exame.
3. **Técnica de digitalização**:
    - Utilize um transdutor curvilíneo ou de matriz faseada.
    - Identificar os quatro pontos de vista seguintes:
        - **Quadrante superior direito (QSD)**: Avaliar a presença de líquido à volta do fígado e na bolsa de Morison.

- **Quadrante superior esquerdo (LUQ)**: Avaliar a presença de líquido à volta do baço e no espaço esplenorenal.
- **Vista pélvica**: Avaliar a presença de fluidos na cavidade pélvica.
- **Vista subxifóide**: Avaliar a presença de líquido à volta do coração (derrame pericárdico).

4. **Interpretação**:
    - Documentar todos os resultados, assinalando a presença de líquido livre, e comunicar prontamente os resultados à equipa de cuidados de saúde.

Inserção intravenosa periférica guiada por ultrassom

Objetivo

- A inserção IV periférica guiada por ultrassom melhora a capacidade de visualizar as veias, aumentando a taxa de sucesso do acesso venoso, especialmente em casos difíceis.

Indicações

- Acesso venoso difícil devido a obesidade, desidratação ou cicatrização venosa prévia.

Etapas do procedimento

1. **Preparação**:
    - Reunir os materiais necessários: máquina de ultra-sons, gel de ultra-sons esterilizado, cateter intravenoso, torniquete e toalhetes anti-sépticos.
    - Explicar o procedimento ao doente e obter o seu consentimento.

2. **Posicionamento do doente**:
    - Posicionar o doente confortavelmente, com o membro a ser acedido estendido e apoiado.

3. **Imagiologia por ultra-sons**:
    - Aplicar o gel de ultra-sons na área de interesse.
    - Utilizar um transdutor linear para visualizar as veias.
    - Identificar uma veia adequada (normalmente a veia basílica, cefálica ou cubital mediana).
4. **Inserção**:
    - Limpar a zona com anti-sético.
    - Introduzir o cateter IV enquanto visualiza a ponta da agulha no monitor de ultra-sons.
    - Confirmar a colocação na veia e fixar o cateter.
5. **Cuidados pós-inserção**:
    - Lavar o cateter intravenoso para garantir a sua permeabilidade e fixá-lo com um penso.

Digitalização e cateterização da bexiga

Objetivo

- O exame da bexiga avalia a retenção urinária e ajuda a orientar o cateterismo quando necessário.

Indicações

- Suspeita de retenção urinária, medição do resíduo pós-miccional ou obstrução urinária.

Etapas do procedimento

1. **Preparação**:
   - Reunir equipamento de ultra-sons e um scanner de bexiga.
   - Explicar o procedimento ao doente.
2. **Posicionamento do doente**:
   - Posicionar o doente em decúbito dorsal com o abdómen exposto.
3. **Exame da bexiga**:
   - Aplicar gel de ultra-sons na zona suprapúbica.
   - Utilizar o scanner da bexiga para obter medições do volume da bexiga.
   - Documentar os resultados, incluindo o volume estimado de urina na bexiga.
4. **Cateterismo**:
   - Se indicado, preparar para o cateterismo.
   - Reunir os materiais necessários: cateter esterilizado, lubrificante, anti-sético e saco de recolha.
   - Efetuar a higiene das mãos e calçar luvas esterilizadas.
   - Limpar a área uretral com anti-sético.
   - Introduzir o cateter suavemente na uretra até se observar o fluxo de urina.
   - Insuflar o balão (se aplicável) e fixar o cateter.

Perguntas de revisão

Perguntas de escolha múltipla

1. **Qual é o principal objetivo do exame FAST?**
    - A) Para avaliar a função cardíaca
    - B) Avaliar o líquido livre em doentes com traumatismo
    - C) Para medir a tensão arterial
    - D) Para orientar a administração de medicamentos
    - **Responda**: B) Avaliar o líquido livre em doentes com traumatismo
2. **A inserção IV periférica guiada por ultra-sons é particularmente útil em que situação?**
    - A) Quando o doente está bem hidratado
    - B) Para colheitas de sangue de rotina
    - C) Quando as veias são difíceis de visualizar ou aceder
    - D) Para a administração de medicamentos orais
    - **Responda**: C) Quando as veias são difíceis de visualizar ou aceder

Perguntas de Verdadeiro ou Falso

3. **Verdadeiro ou Falso**: O exame FAST inclui a avaliação do coração para detetar derrame pericárdico.
    - **Resposta**: Verdadeiro
4. **Verdadeiro ou falso**: O exame da bexiga é realizado para diagnosticar infecções do trato urinário.
    - **Resposta**: Falso (Avalia a retenção e o volume urinário).

Perguntas diretas

5. **Enumerar as etapas envolvidas na realização de um exame FAST.**
    - **Responder**: Preparar o equipamento, posicionar o paciente, efetuar o exame das vistas RUQ, LUQ, pélvica e subxifóide e documentar os resultados.
6. **Quais são os principais componentes da inserção IV periférica guiada por ultra-sons?**
    - **Resposta**: Preparar o equipamento, posicionar o doente, visualizar a veia com ultra-sons, inserir o cateter sob orientação de ultra-sons e fixar o cateter.

Estudo de caso

Cenário de estudo de caso:

Um homem de 45 anos apresenta-se no serviço de urgência após um acidente de viação. Apresenta hipotensão e dor abdominal. É efectuado um exame FAST, que revela líquido livre na RUQ.

Perguntas:

1. **Qual é o próximo passo provável no tratamento deste doente?**
    - **Resposta**: Preparar para uma avaliação mais aprofundada, que pode incluir intervenção cirúrgica para uma potencial hemorragia interna.
2. **Como devem ser comunicados à equipa de saúde os resultados do exame FAST?**

- **Resposta**: Documentar claramente os resultados no registo do doente e comunicar verbalmente a urgência dos resultados ao médico assistente.

26.0 CAPÍTULO VINTE E SEIS: ELECTROCARDIOGRAFIA AVANÇADA

Objectivos de aprendizagem

No final deste capítulo, deverá ser capaz de:

1. Descrever os procedimentos para a administração e interpretação de testes de esforço.
2. Explicar a aplicação e análise dos monitores Holter.
3. Identificar as estratégias de gestão dos dispositivos electrónicos implantáveis cardíacos (DCEI).

Introdução

A eletrocardiografia avançada desempenha um papel vital no diagnóstico e gestão de problemas cardíacos. Os testes de esforço ajudam a avaliar a função cardíaca sob esforço físico, enquanto os monitores Holter fornecem informações sobre os ritmos cardíacos durante períodos prolongados. Além disso, compreender a gestão de dispositivos electrónicos cardíacos implantáveis é essencial para garantir cuidados óptimos aos doentes. Este capítulo fornece uma visão geral destes tópicos críticos em eletrocardiografia avançada.

Conceito geral do capítulo

Este capítulo centra-se em três áreas principais da eletrocardiografia avançada: administração e interpretação de testes de esforço, aplicação e análise do monitor Holter e gestão de dispositivos electrónicos cardíacos implantáveis. A proficiência nestas áreas é crucial para os profissionais de saúde envolvidos na cardiologia e nos cuidados aos doentes.

Administração e interpretação de testes de esforço

Objetivo

- Uma prova de esforço avalia o funcionamento do coração durante o esforço físico, ajudando a diagnosticar a doença das artérias coronárias e outras doenças cardíacas.

Indicações

- Dor no peito, falta de ar, achados anormais no ECG em repouso e avaliações de reabilitação cardíaca.

Etapas do procedimento

1. **Preparação**:
    - Explicar o procedimento ao doente e obter o seu consentimento informado.
    - Assegurar que o doente está vestido de forma adequada e que está em jejum, se necessário.
2. **Avaliação de base**:
    - Obter os sinais vitais de base, incluindo a frequência cardíaca, a tensão arterial e o ECG.
3. **Administração de testes de esforço**:
    - Utilize uma passadeira ou uma bicicleta ergométrica.
    - Aumentar gradualmente a intensidade do exercício de acordo com um protocolo normalizado (por exemplo, o protocolo Bruce).

- Monitorizar continuamente o ECG, a frequência cardíaca e a tensão arterial do doente durante o teste.

4. **Critérios de cessação**:
   - Terminar o teste se o doente apresentar sintomas significativos (dor no peito, falta de ar grave), atingir a frequência cardíaca alvo ou apresentar alterações anormais no ECG (por exemplo, depressão do segmento ST).
5. **Cuidados pós-teste**:
   - Monitorizar a recuperação do doente, incluindo os sinais vitais e o ECG.
   - Fornecer um resumo dos resultados ao doente e documentar os resultados.

Interpretação

- Analisar o ECG para detetar alterações durante o exame, como depressão do segmento ST, que pode indicar isquémia.
- Correlacionar os resultados com os sintomas do doente e a capacidade de exercício para orientar o diagnóstico e a gestão.

Aplicação e análise do monitor Holter

Objetivo

- Um monitor Holter permite o registo contínuo de ECG durante 24 horas, permitindo a deteção de arritmias e outras anomalias do ritmo cardíaco.

Indicações

- Palpitações inexplicáveis, síncope ou sintomas intermitentes não registados num ECG normal.

Etapas do procedimento

1. **Preparação**:
    - Explicar o procedimento ao doente e obter o seu consentimento.
    - Assegurar que o doente compreende a necessidade de manter um diário dos sintomas e das actividades.
2. **Aplicação**:
    - Fixar os eléctrodos no peito do doente, assegurando uma preparação adequada da pele para melhorar a adesão.
    - Ligar os eléctrodos ao monitor Holter e fixar o dispositivo à cintura ou ao ombro do doente.
3. **Instruções**:
    - Instruir o doente para usar o monitor continuamente durante 24 horas.
    - Incentivar as actividades normais e a manutenção de um diário para quaisquer sintomas sentidos durante o período de monitorização.

4. **Remoção**:
    - Após 24 horas, remover cuidadosamente o monitor Holter e os eléctrodos.
    - Assegurar que a pele do doente está limpa e sem quaisquer resíduos de adesivo.

Análise

- Descarregar os dados do monitor Holter e analisar as tiras de ECG para detetar arritmias e ritmos cardíacos anormais.
- Analisar a correlação entre os sintomas documentados no diário e os eventos registados no ECG.
- Resumir as conclusões e comunicar os resultados à equipa de cuidados de saúde para posterior gestão.

Gestão de Dispositivos Electrónicos Implantáveis Cardíacos (DCEI)

Objetivo

- Os CIEDs, incluindo pacemakers e cardioversores-desfibrilhadores implantáveis (CDIs), são utilizados para gerir várias arritmias cardíacas e apoiar a função cardíaca.

Indicações

- Bradicardia sintomática, bloqueio cardíaco, taquicardia ventricular recorrente e prevenção de morte súbita cardíaca.

Etapas de gestão

1. **Controlos de dispositivos**:
   - Consultas de acompanhamento regulares para avaliar o funcionamento do dispositivo, o estado da bateria e a integridade dos eléctrodos.
   - Utilizar ferramentas de programação específicas para avaliar o desempenho e as definições do dispositivo.
2. **Educação dos doentes**:
   - Informe os doentes sobre o funcionamento do dispositivo, os sinais de mau funcionamento do dispositivo (por

exemplo, tonturas, palpitações) e as restrições de atividade.

- Explicar a importância de efetuar controlos regulares e de manter um cartão de identificação do dispositivo.

3. **Intervenção**:
    - Esteja preparado para responder a complicações relacionadas com o dispositivo, tais como deslocação de chumbo, infeção ou falha da bateria.
    - Colaborar com os electrofisiologistas para quaisquer intervenções ou ajustes necessários nas definições do dispositivo.

Perguntas de revisão

Perguntas de escolha múltipla

1. **Qual é o principal objetivo de uma prova de esforço?**
    - A) Para controlar a tensão arterial
    - B) Avaliar a função cardíaca sob stress físico
    - C) Para medir os níveis de colesterol
    - D) Para efetuar ecocardiografia
    - **Responder**: B) Para avaliar a função cardíaca sob stress físico
2. **Os monitores Holter são indicados para pacientes com:**
    - A) Angina estável
    - B) Palpitações inexplicáveis
    - C) Insuficiência cardíaca crónica
    - D) Hipertensão
    - **Resposta**: B) Palpitações inexplicáveis

Perguntas de verdadeiro ou falso

3. **Verdadeiro ou falso**: As provas de esforço podem ajudar a diagnosticar a doença arterial coronária.
    - **Resposta**: Verdadeiro
4. **Verdadeiro ou falso**: Os monitores Holter devem ser usados durante pelo menos 48 horas para captar arritmias.
    - **Resposta**: Falso (normalmente são usados durante 24 horas).

Perguntas diretas

5. **Enumerar as etapas envolvidas na administração de uma prova de esforço.**
   - **Resposta**: Preparar o paciente, obter sinais vitais e ECG de base, administrar o teste em passadeira ou bicicleta, monitorizar continuamente, terminar com base em critérios e prestar cuidados pós-teste.
6. **Quais são os principais componentes da gestão de dispositivos electrónicos implantáveis cardíacos?**
   - **Resposta**: Controlos regulares do dispositivo, educação do doente e intervenção em caso de complicações.

Estudo de caso

Cenário de estudo de caso:

Um doente de 60 anos com antecedentes de doença arterial coronária é submetido a uma prova de esforço. Os resultados mostram depressão do segmento ST a uma determinada frequência cardíaca.

Perguntas:

1. **O que indica tipicamente a depressão do segmento ST durante uma prova de esforço?**
   - **Resposta**: Pode indicar isquemia miocárdica, sugerindo fluxo sanguíneo insuficiente para o músculo cardíaco sob stress.
2. **Qual deve ser a próxima etapa da gestão após a análise destes resultados?**
   - **Responder**: Discutir os resultados com a equipa de cuidados de saúde para determinar outros testes de

diagnóstico ou estratégias de gestão, como a referenciação para angiografia coronária.

27.0 CAPÍTULO VINTE E SETE: PROCEDIMENTOS EM CASO DE CATÁSTROFES E DE INCIDENTES COM VÍTIMAS EM MASSA

Objectivos de aprendizagem

No final deste capítulo, deverá ser capaz de:

1. Descrever as técnicas de triagem utilizadas em eventos com vítimas em massa.
2. Explicar os passos envolvidos na assistência a amputações no terreno.
3. Identificar os procedimentos de descontaminação química e a sua importância em incidentes com vítimas em massa.

Introdução

As catástrofes e os incidentes com vítimas em massa exigem respostas rápidas e eficientes para garantir os melhores resultados possíveis para as pessoas afectadas. As técnicas de triagem são essenciais para dar prioridade aos cuidados com base na gravidade das lesões. Em determinadas situações, podem ser necessárias amputações no terreno para salvar vidas. Para além disso, os procedimentos de descontaminação química são fundamentais em incidentes que envolvam materiais perigosos. Este capítulo fornece uma visão geral destes procedimentos vitais.

Conceito geral do capítulo

Este capítulo aborda três áreas principais de procedimentos em caso de catástrofes e acidentes em massa: técnicas de triagem, assistência a amputações no terreno e procedimentos de descontaminação química. O domínio destes tópicos é crucial para os prestadores de cuidados de saúde e socorristas que trabalham em situações de emergência.

Técnicas de triagem em eventos com vítimas em massa

Objetivo

- A triagem é o processo de atribuição de prioridades aos doentes com base na gravidade dos seus ferimentos e na urgência das suas necessidades médicas.

Categorias de triagem

1. **Imediato (vermelho)**: Lesões com risco de vida que requerem intervenção imediata (por exemplo, hemorragia grave, obstrução das vias respiratórias).
2. **Atrasado (Amarelo)**: Ferimentos graves mas sem risco imediato de vida (por exemplo, fracturas, hemorragias moderadas).
3. **Mínimo (Verde)**: Ferimentos ligeiros que podem esperar pelos cuidados (por exemplo, escoriações, lacerações ligeiras).
4. **Expectante (Preto)**: Doentes com poucas probabilidades de sobreviver devido à gravidade dos ferimentos, necessitando de cuidados de conforto.

Etapas do procedimento de triagem

1. **Avaliação da cena**:
   - Avaliar rapidamente o local para determinar a segurança e o número de vítimas.
2. **Avaliação inicial do paciente**:

- Efetuar uma avaliação rápida das vias aéreas, da respiração, da circulação e do nível de consciência (ABC) de cada doente.

3. **Atribuir categorias de triagem**:
    - Utilize uma etiqueta ou sistema de triagem para categorizar os doentes com base no seu estado.

4. **Reavaliação contínua**:
    - Monitorizar continuamente e reavaliar os doentes conforme necessário, especialmente se as condições se alterarem.

Assistência à amputação no terreno

Objetivo

- As amputações no terreno podem ser necessárias em situações de risco de vida, em que as extremidades estão gravemente feridas, presas ou contaminadas e é necessário um transporte imediato.

Indicações

- Lesões traumáticas com danos graves nos membros, lesões por esmagamento ou quando o membro representa um risco para a vida do doente.

Etapas do procedimento

1. **Preparação**:
    - Assegurar que o local é seguro e protegido.
    - Reunir os materiais necessários: instrumentos esterilizados, torniquetes e materiais de penso.

2. **Avaliação do doente**:
    - Avaliar os sinais vitais e o nível de consciência do doente.
    - Discutir o procedimento com o doente, se possível, e obter o seu consentimento.

3. **Anestesia e tratamento da dor**:
    - Administrar analgesia adequada, se disponível e exequível (por exemplo, anestesia local, se o tempo o permitir).
4. **Procedimento de amputação**:
    - Utilizar uma técnica esterilizada para efetuar a amputação ao nível mais adequado.
    - Controlar a hemorragia com pressão direta e aplicar um torniquete, se necessário.
5. **Cuidados pós-procedimento**:
    - Aplicar pensos esterilizados no local da amputação.
    - Monitorizar os sinais vitais do doente e preparar o seu transporte para uma instalação médica.

Procedimentos de descontaminação química

Objetivo

- Os procedimentos de descontaminação química são essenciais para remover substâncias nocivas de indivíduos expostos a materiais perigosos.

Indicações

- Incidentes que envolvam derrames de produtos químicos, exposição a substâncias tóxicas ou ameaças biológicas.

Etapas do procedimento de descontaminação

1. **Avaliação da segurança do cenário**:
   - Assegurar que a área é segura para as equipas de intervenção e para as vítimas antes de iniciar a descontaminação.
2. **Descontaminação inicial**:
   - Retirar o vestuário e os objectos pessoais contaminados.
   - Enxaguar a pele afetada com grandes quantidades de água ou soro fisiológico.
3. **Protocolos específicos para produtos químicos**:
   - Seguir protocolos específicos para diferentes tipos de produtos químicos (por exemplo, utilizar agentes neutralizantes adequados para determinadas toxinas).
4. **Cuidados de apoio**:
   - Monitorizar os sinais vitais do doente e prestar cuidados de apoio conforme necessário (por exemplo, oxigénio, fluidos intravenosos).
5. **Transporte para um centro médico**:
   - Assegurar que o doente está estável antes do transporte e informar a unidade de receção da exposição química.

Perguntas de revisão

Perguntas de escolha múltipla

1. **Qual é o principal objetivo da triagem num evento com vítimas em massa?**
   - A) Prestar cuidados completos a todos os doentes
   - B) Dar prioridade aos doentes com base na gravidade das suas lesões
   - C) Transportar os doentes para os hospitais
   - D) Apenas para avaliar os sinais vitais
   - **Responder**: B) Dar prioridade aos doentes com base na gravidade dos seus ferimentos
2. **As amputações de campo são normalmente efectuadas em que circunstâncias?**
   - A) Quando o doente o solicita por razões de conforto
   - B) Em caso de ferimentos que ponham a vida em risco e em que os membros estejam gravemente danificados
   - C) Para lacerações ligeiras
   - D) Durante os procedimentos cirúrgicos de rotina
   - **Resposta**: B) Em casos de lesões que põem a vida em risco e em que os membros estão gravemente danificados

Perguntas de verdadeiro ou falso

3. **Verdadeiro ou Falso**: A categoria expetante na triagem indica os pacientes que provavelmente sobreviverão sem intervenção imediata.

- **Resposta**: Falso (É pouco provável que os pacientes expectantes sobrevivam apesar da intervenção).

4. **Verdadeiro ou falso**: A descontaminação química é desnecessária se a exposição for mínima.
   - **Resposta**: Falso (A descontaminação deve ser efectuada independentemente do nível de exposição para evitar danos adicionais).

Perguntas diretas

5. **Enumere as categorias de triagem utilizadas em eventos com vítimas em massa.**
   - **Responda**: Imediato (vermelho), retardado (amarelo), mínimo (verde), expetante (preto).
6. **Quais são os passos fundamentais para efetuar uma amputação de campo?**
   - **Resposta**: Garantir a segurança do local, avaliar o doente, administrar o tratamento da dor, se possível, efetuar a amputação utilizando uma técnica esterilizada, controlar a hemorragia e fazer o penso no local.

Estudo de caso

Cenário de estudo de caso:

O descarrilamento de um comboio causou várias vítimas. Chega ao local e encontra vários feridos. Um dos doentes tem uma perna gravemente esmagada.

Perguntas:

1. **Que ação inicial deve ser tomada em relação a este doente?**

- **Responder**: Efetuar uma avaliação rápida, classificar o doente utilizando os princípios de triagem e determinar se é necessária uma amputação no terreno para salvar a sua vida.

2. **Como é que garantiria a segurança do doente e das equipas de intervenção durante a fase inicial dos cuidados?**
    - **Responder**: Avaliar o local em termos de perigos, garantir que a área é segura e utilizar equipamento de proteção individual (EPI) adequado, se necessário.

28.0 CAPÍTULO VINTE E OITO: TECNOLOGIAS EMERGENTES EM PROCEDIMENTOS AVANÇADOS DE ENFERMAGEM

Objectivos de aprendizagem

No final deste capítulo, deverá ser capaz de:

1. Descrever o papel dos enfermeiros na assistência à cirurgia robótica.
2. Explicar os conceitos de telenfermagem e monitorização remota de doentes.
3. Identificar as aplicações da IA e da aprendizagem automática nos procedimentos de enfermagem.

Introdução

As tecnologias emergentes estão a transformar o panorama da prática de enfermagem, melhorando os cuidados prestados aos doentes e melhorando os resultados. A assistência cirúrgica robótica permite que os enfermeiros apoiem procedimentos cirúrgicos complexos, enquanto a telenfermagem e a monitorização remota dos doentes facilitam os cuidados contínuos. Além disso, a IA e a aprendizagem automática estão cada vez mais integradas na enfermagem, fornecendo ferramentas para melhorar a tomada de decisões e a eficiência. Este capítulo explora estas tecnologias inovadoras e as suas implicações para os procedimentos avançados de enfermagem.

Conceito geral do capítulo

Este capítulo abrange três áreas principais de tecnologias emergentes em procedimentos avançados de enfermagem: assistência cirúrgica robótica, telenfermagem e monitorização remota de doentes, e a aplicação de IA e aprendizagem automática em enfermagem. Compreender estas tecnologias é essencial para a prática da enfermagem moderna.

Assistência à cirurgia robótica

Objetivo

- A cirurgia robótica permite a realização de procedimentos minimamente invasivos com maior precisão e controlo. Os enfermeiros desempenham um papel fundamental no apoio às equipas cirúrgicas durante estas operações complexas.

Indicações

- Várias especialidades cirúrgicas, incluindo urologia, ginecologia e cirurgia cardiotorácica, utilizam a assistência robótica para procedimentos como prostatectomias, histerectomias e cirurgias cardíacas.

Papel dos enfermeiros

1. **Preparação pré-operatória**:
    - Informar os doentes sobre o processo cirúrgico robótico e responder a quaisquer preocupações.
    - Assegurar que todo o equipamento necessário está esterilizado e pronto a ser utilizado.
2. **Suporte intra-operatório**:

- Assistir a equipa cirúrgica gerindo os instrumentos, assegurando o funcionamento adequado do sistema robótico e mantendo um campo esterilizado.
- Monitorizar os sinais vitais do doente e reagir a quaisquer alterações durante o procedimento.

3. **Cuidados pós-operatórios**:
   - Fornecer formação sobre as expectativas de recuperação e os cuidados a ter após a cirurgia robótica.
   - Monitorizar o doente para detetar complicações e assegurar um acompanhamento adequado.

Telenfermagem e monitorização remota de doentes

Objetivo

- A telenfermagem utiliza a tecnologia para prestar cuidados de enfermagem à distância, melhorando o acesso aos serviços de saúde e melhorando os resultados para os doentes.

Indicações

- Gestão das doenças crónicas, cuidados de acompanhamento e educação para a saúde para os doentes que não podem deslocar-se aos estabelecimentos de saúde.

Componentes

1. **Plataformas de telessaúde**:
   - Utilize ferramentas de videoconferência seguras para consultas virtuais e compromissos de acompanhamento.
2. **Dispositivos de monitorização remota**:

- Utilize dispositivos que monitorizam os sinais vitais, os níveis de glicose e outras métricas de saúde, permitindo que os enfermeiros monitorizem os doentes à distância.

Papel dos enfermeiros

1. **Avaliação do doente**:
   - Realizar avaliações virtuais e fazer a triagem dos pacientes com base no seu estado de saúde.
2. **Educação e apoio**:
   - Fornecer educação e apoio em matéria de saúde através de plataformas virtuais, abordando as preocupações dos doentes e promovendo a auto-gestão.
3. **Análise de dados**:
   - Analisar os dados dos dispositivos de monitorização remota para identificar tendências e intervir conforme necessário.

IA e aprendizagem automática nos procedimentos de enfermagem

Objetivo

- A IA e a aprendizagem automática estão a revolucionar a enfermagem, fornecendo ferramentas que melhoram a tomada de decisões clínicas, simplificam os processos e melhoram os cuidados aos doentes.

Aplicações

1. **Análise preditiva**:

- Utilizar algoritmos para prever os resultados dos doentes, como o risco de readmissão ou complicações, com base em dados históricos.

2. **Sistemas de apoio à decisão clínica**:
   - Integrar a IA nos registos de saúde electrónicos (EHR) para fornecer recomendações em tempo real para os cuidados dos doentes.
3. **Automação Robótica de Processos (RPA)**:
   - Automatize as tarefas administrativas de rotina, como o agendamento e a documentação, para permitir que os enfermeiros se concentrem nos cuidados aos doentes.

Papel dos enfermeiros

1. **Gestão de dados**:
   - Garantir a exatidão da introdução e gestão de dados nos sistemas de registo de dados electrónicos, permitindo uma utilização eficaz das ferramentas de IA.
2. **Aplicação clínica**:
   - Aplique informações baseadas em IA para melhorar as avaliações dos doentes e o planeamento dos cuidados.
3. **Aprendizagem contínua**:
   - Manter-se informado sobre as tecnologias emergentes e as suas aplicações no domínio da enfermagem para tirar partido das novas ferramentas de forma eficaz.

Perguntas de revisão

Perguntas de escolha múltipla

1. **Qual é o principal papel dos enfermeiros na cirurgia robótica?**
    - A) Realização da cirurgia
    - B) Assistir a equipa cirúrgica e acompanhar o doente
    - C) Fornecer anestesia
    - D) Dar alta aos doentes
    - **Responder**: B) Ajudar a equipa cirúrgica e monitorizar o doente
2. **A telenfermagem melhora principalmente o acesso aos cuidados de saúde para qual das seguintes categorias?**
    - A) Doentes que necessitam de cirurgia imediata
    - B) Doentes que não podem deslocar-se aos estabelecimentos de saúde
    - C) Doentes com lesões agudas
    - D) Doentes que necessitam de fisioterapia
    - **Responda**: B) Doentes que não podem deslocar-se às unidades de saúde

Perguntas de Verdadeiro ou Falso

3. **Verdadeiro ou falso**: A IA e a aprendizagem automática podem ajudar a prever os resultados dos doentes com base em dados históricos.
    - **Resposta**: Verdadeiro

4. **Verdadeiro ou falso**: Os dispositivos de monitorização remota de doentes só são utilizados em doentes idosos.
    - **Resposta**: Falso (Podem ser utilizados para uma variedade de doentes com doenças crónicas).

Perguntas diretas

5. **Enumerar as principais responsabilidades dos enfermeiros durante a cirurgia robótica.**
    - **Responder**: Preparação pré-operatória, apoio intra-operatório e cuidados pós-operatórios.
6. **Quais são algumas das aplicações da IA na enfermagem?**
    - **Resposta**: Análise preditiva, sistemas de apoio à decisão clínica e automatização de processos robóticos.

Estudo de caso

Cenário de estudo de caso:

Um doente de 55 anos com diabetes está a ser monitorizado remotamente utilizando um dispositivo de monitorização da glucose. O enfermeiro nota uma tendência de aumento dos níveis de glucose ao longo de vários dias.

Perguntas:

1. **Qual deve ser a ação imediata do enfermeiro?**
    - **Resposta**: Contactar o doente para discutir a tendência, avaliar a adesão à dieta e à medicação e considerar ajustes ao plano de cuidados.
2. **Como é que as ferramentas de IA podem ajudar o enfermeiro neste cenário?**

- **Resposta**: A IA pode analisar os dados históricos do doente para identificar potenciais causas da tendência da glucose e sugerir intervenções.

29.0 CAPÍTULO VINTE E NOVE: PROCEDIMENTOS AVANÇADOS DE CUIDADOS RESPIRATÓRIOS

Objectivos de aprendizagem

No final deste capítulo, deverá ser capaz de:

1. Descrever técnicas avançadas de gestão das vias aéreas.
2. Explicar as estratégias de ventilação não invasiva.
3. Identificar protocolos de gestão de doentes com síndrome de dificuldade respiratória aguda (SDRA).

Introdução

Os procedimentos avançados de cuidados respiratórios são vitais na gestão de doentes com doenças respiratórias agudas e crónicas. O gerenciamento eficaz das vias aéreas, o uso de ventilação não invasiva e o tratamento de condições como a SDRA exigem conhecimentos e habilidades especializados. Este capítulo fornece uma visão geral aprofundada desses aspectos críticos dos cuidados respiratórios.

Conceito geral do capítulo

Este capítulo abrange técnicas avançadas de cuidados respiratórios, incluindo a gestão das vias aéreas, a ventilação não invasiva e a gestão da SDRA. A compreensão destes procedimentos é essencial para os profissionais de saúde que trabalham em ambientes de cuidados intensivos e de emergência.

Técnicas avançadas de gestão das vias aéreas

Objetivo

- Para manter uma via aérea desobstruída em doentes que não conseguem respirar adequadamente por si próprios.

Técnicas

1. **Intubação endotraqueal**:
    - Indicações: Insuficiência respiratória, incapacidade de proteger as vias respiratórias ou necessidade de ventilação mecânica.
    - Procedimento:
        1. Pré-oxigenar o doente.
        2. Administrar sedativos e bloqueadores neuromusculares conforme indicado.
        3. Utilizar um laringoscópio para visualizar as cordas vocais.
        4. Introduzir o tubo endotraqueal (ETT) através das cordas vocais e insuflar o cuff.
        5. Confirmar a colocação através de auscultação e capnografia.
2. **Dispositivos das vias aéreas supraglóticas**:
    - Indicações: Situações em que a intubação pode ser difícil ou desnecessária (por exemplo, paragem cardíaca).
    - Tipos: Via aérea com máscara laríngea (LMA), i-gel.
    - Procedimento:
        1. Introduzir o dispositivo na orofaringe sem visualização direta.
        2. Insuflar a braçadeira conforme necessário e confirmar a colocação correta.

3. **Traqueostomia**:
   - Indicações: Necessidades de ventilação a longo prazo ou obstrução das vias aéreas superiores.
   - Procedimento:
     1. Preparar o doente e assegurar condições de esterilização.
     2. Fazer uma incisão no segundo ou terceiro anel traqueal.
     3. Introduzir um tubo de traqueostomia e fixá-lo.

Estratégias de ventilação não invasivas

Objetivo

- Para fornecer suporte respiratório sem a necessidade de intubação endotraqueal, reduzindo o risco de complicações.

Tipos de ventilação não invasiva (VNI)

1. **Pressão Positiva Contínua nas Vias Aéreas (CPAP)**:
   - Indicações: Apneia do sono, edema pulmonar agudo.
   - Mecanismo: Fornece uma pressão constante para manter os alvéolos abertos durante a expiração.
2. **Pressão Positiva Bilevel nas Vias Aéreas (BiPAP)**:
   - Indicações: Exacerbações da DPOC, insuficiência respiratória aguda.
   - Mecanismo: Fornece dois níveis de pressão: maior durante a inalação e menor durante a exalação.

Protocolos de aplicação

1. **Seleção de doentes**:

- Avaliar a capacidade do doente para cooperar e proteger as suas vias respiratórias.
- Assegurar a ausência de contra-indicações (por exemplo, traumatismo facial).

2. **Controlo**:
    - Monitorizar continuamente os sinais vitais, a saturação de oxigénio e o esforço respiratório.
    - Ajustar as definições com base na resposta do doente.
3. **Complicações**:
    - Ter em atenção as potenciais complicações, tais como rutura da pele, desconforto e aspiração.

Tratamento da síndrome de dificuldade respiratória aguda (SDRA)

Definição

- A SDRA é caracterizada por um início agudo de hipoxemia e infiltrados pulmonares bilaterais, muitas vezes após um evento incitante como a sépsis ou o traumatismo.

Estratégias de gestão

1. **Cuidados de apoio**:
    - Assegurar uma oxigenação e ventilação adequadas.
    - Posicionar o doente numa posição semi-vertical para aumentar a expansão pulmonar.

2. **Ventilação mecânica**:
    - Utilizar ventilação de baixo volume corrente (6 ml/kg de peso corporal previsto) para minimizar a lesão pulmonar induzida pelo ventilador.

- Monitorizar as pressões de planalto para evitar barotrauma.

3. **Posicionamento em decúbito ventral**:
   - Indicado na SDRA grave para melhorar a correspondência ventilação-perfusão e a oxigenação.
   - Protocolo: Colocar o doente em posição de decúbito ventral durante 12-16 horas por dia.
4. **Intervenções farmacológicas**:
   - Considerar a utilização de corticosteróides para reduzir a inflamação.
   - Explorar terapias adjuvantes, como o bloqueio neuromuscular em casos graves.

Perguntas de revisão

Perguntas de escolha múltipla

1. **Qual é o principal objetivo da intubação endotraqueal?**
   - A) Fornecer apoio nutricional
   - B) Para manter uma via aérea desobstruída
   - C) Para administrar medicamentos
   - D) Para efetuar testes de diagnóstico
   - **Responda**: B) Para manter uma via aérea desobstruída
2. **Qual das seguintes é uma indicação comum para a utilização de BiPAP?**
   - A) Asma
   - B) Exacerbação da DPOC
   - C) Insuficiência cardíaca congestiva
   - D) Pneumonia
   - **Resposta**: B) Exacerbação da DPOC

Perguntas de verdadeiro ou falso

3. **Verdadeiro ou falso**: O posicionamento em decúbito ventral está contraindicado em doentes com ARDS.
   - **Resposta**: Falso (O posicionamento em decúbito ventral é frequentemente benéfico para os doentes com ARDS).
4. **Verdadeiro ou falso**: A ventilação não invasiva elimina a necessidade de monitorizar os sinais vitais.
   - **Resposta**: Falso (A monitorização contínua é essencial).

Perguntas diretas

5. **Enumerar os passos envolvidos na realização de uma entubação endotraqueal.**
    - **Responder**: Pré-oxigenar, administrar sedativos, visualizar as cordas vocais, inserir o ETT, insuflar o cuff, confirmar a colocação.
6. **Quais são os principais componentes da gestão de um doente com ARDS?**
    - **Resposta**: Cuidados de suporte, ventilação mecânica com volumes correntes baixos, posicionamento em decúbito ventral e intervenções farmacológicas.

Estudo de caso

Cenário de estudo de caso:

Um doente de 70 anos com pneumonia desenvolve SDRA e é colocado em ventilação mecânica. Apesar do tratamento, a oxigenação permanece fraca.

Perguntas:

1. **Que passo deve ser dado a seguir para melhorar a oxigenação?**
    - **Resposta**: Considerar o posicionamento em decúbito ventral e reavaliar as definições de ventilação para otimizar o fornecimento de oxigénio.
2. **Que intervenção farmacológica poderá ser benéfica para este doente?**
    - **Responder**: Administrar corticosteróides para reduzir a inflamação associada à SDRA.

Referência

1. "Prática Avançada de Enfermagem: Uma Abordagem Integrativa"

Autores: Barbara A. Schoneboom, Lisa M. McCoy

Descrição: Este livro cobre os aspectos fundamentais da enfermagem de prática avançada, incluindo procedimentos clínicos e tomada de decisões.

2. "Procedimentos clínicos para uma assistência mais segura aos doentes"

Autor: Mary E. McCarthy

Descrição: O livro foca-se em procedimentos clínicos baseados em evidências essenciais para a segurança do paciente na prática de enfermagem.

3. "Procedimentos Avançados de Enfermagem"

Autores: Mary E. McCarthy, et al.

Descrição: Um guia abrangente para procedimentos avançados de enfermagem, cobrindo uma ampla gama de habilidades clínicas.

4. "Procedimentos de Enfermagem: Uma abordagem de classificação das intervenções de enfermagem"

Autores: Marilynn E. Doenges, Mary Frances Moorhouse, Alice M. Murr

Descrição: Este livro fornece descrições detalhadas de procedimentos de enfermagem com foco em intervenções de enfermagem.

5. "Manual de Procedimentos e Práticas de Enfermagem"

Autor: Anne Griffin Perry

Descrição: Um recurso completo que detalha uma variedade de procedimentos de enfermagem e melhores práticas.

6. "Fundamentos de Enfermagem: A Arte e a Ciência dos Cuidados de Enfermagem"

Autores: Patricia A. Potter, Anne G. Perry, et al.

Descrição: O livro cobre as competências básicas de enfermagem, mas inclui procedimentos avançados e pensamento crítico em enfermagem.

7. "Avaliação avançada da saúde e diagnóstico clínico nos cuidados de saúde primários"

Autores: Michael H. Stein, et al.

Descrição: Este livro enfatiza técnicas avançadas de avaliação e diagnóstico clínico, integrando procedimentos avançados.

8. "Competências Clínicas: Uma Abordagem do Processo de Enfermagem"

Autores: Judith M. F. E. L. K. L. H. M. S. Caterina E. R. M. E. M. R. D. L. F. M. H. M. A. C. G. S. M. A. W. H.

Descrição: Fornece uma visão abrangente das habilidades clínicas e procedimentos essenciais na prática de enfermagem.

9. "Competências Clínicas Avançadas para Enfermagem"

Autores: Ian Peate, et al.

Descrição: Foca-se em competências clínicas avançadas, incluindo procedimentos aprofundados e estratégias de cuidados com o paciente.

10. "Competências e procedimentos de enfermagem"

Autores: Susan C. deWit

Descrição: Um guia detalhado das competências e procedimentos fundamentais para a prática de enfermagem.

11. "Prática Avançada de Enfermagem: Conceitos fundamentais para o desenvolvimento profissional"

Autores: Mary E. McCarthy, et al.

Descrição: Discute princípios fundamentais e procedimentos avançados relevantes para o desenvolvimento da prática avançada de enfermagem.

12. "Competências Clínicas de Enfermagem: Uma abordagem baseada em conceitos"

Autores: Anne G. Perry, Patricia A. Potter, et al.

Descrição: Este livro enfatiza a conexão entre a teoria e a prática clínica, cobrindo habilidades e procedimentos essenciais.

13. "Procedimentos de Enfermagem: Uma Abordagem de Classificação das Intervenções de Enfermagem"

Autores: Marilynn E. Doenges, Mary Frances Moorhouse, et al.

Descrição: Oferece uma visão detalhada dos procedimentos de enfermagem com ênfase em práticas e intervenções baseadas em evidências.

14. "Prática Avançada de Enfermagem: Uma Abordagem Integrativa"

Autores: Barbara A. Schoneboom, Lisa M. McCoy

Descrição: Este texto abrangente cobre os aspectos teóricos e práticos dos procedimentos avançados de enfermagem.

15. "Competências Clínicas para a Prática de Enfermagem"

Autores: Ruth E. McCaffrey, et al.

Descrição: Abrange uma vasta gama de competências clínicas, com orientação passo a passo para a realização de procedimentos de enfermagem.

16. "Planos de Cuidados de Enfermagem: Diagnóstico e Intervenção de Enfermagem"

Autores: Meg Gulanick, Judith L. Myers

Descrição: Embora principalmente centrado no planeamento de cuidados, inclui procedimentos e intervenções avançadas para vários diagnósticos de enfermagem.

17. "O Guia Completo dos Cuidados Avançados de Enfermagem"

Autores: David A. Thomas

Descrição: Um guia abrangente que se concentra em procedimentos avançados, avaliação e estratégias de gestão em enfermagem.

18. "Prática Avançada de Enfermagem: Uma Perspetiva Global"

Autores: David W. Smith, et al.

Descrição: Discute a prática avançada de enfermagem em vários contextos globais, incluindo procedimentos e melhores práticas.

19. "Fundamentos dos Procedimentos de Enfermagem"

Autores: Mary E. McCarthy, et al.

Descrição: Este livro fornece uma visão detalhada dos procedimentos de enfermagem, enfatizando a prática baseada em evidências.

20. "Critical Care Nursing: Diagnóstico e Gestão"

Autores: Patricia G. Allen, et al.

Descrição: Foca-se em procedimentos avançados e gestão de cuidados críticos na prática de enfermagem.

21. "Competências Clínicas Avançadas para Enfermagem"

Autores: Ian Peate, et al.

Descrição: Este livro oferece uma visão das competências clínicas avançadas e dos procedimentos necessários para a prática moderna de enfermagem.

22. "Evidence-Based Nursing: Um Guia para a Prática Clínica"

Autores: Nola A. Schmidt, Janet M. Brown

Descrição: Discute a abordagem baseada em evidências para procedimentos de enfermagem, incluindo habilidades e intervenções avançadas.

23. "Manual Clínico de Enfermagem"

Autores: Mary E. McCarthy, et al.

Descrição: Um guia prático que inclui procedimentos avançados de enfermagem e competências clínicas essenciais.

24. "Prática Avançada em Enfermagem e Profissões Aliadas da Saúde"

Autores: Ann B. Hamric, Judith A. Spross, Charlene M. Hanson

Descrição: Este livro abrange funções e procedimentos avançados em várias áreas da enfermagem e da saúde.

25. "Prática Avançada de Enfermagem: Um Manual para o Profissional de Saúde"

Autores: Robert J. Kuehn

Descrição: Fornece uma visão geral dos procedimentos avançados de enfermagem e os papéis dos enfermeiros de prática avançada.

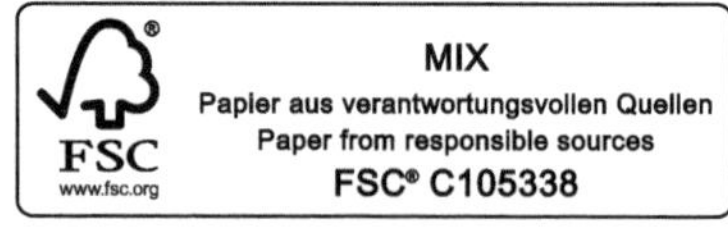

Printed by Books on Demand GmbH, Norderstedt / Germany